食管上皮内肿瘤的诊断和处置

日本《胃与肠》编委会　编著

《胃与肠》翻译委员会　译

北方联合出版传媒（集团）股份有限公司

辽宁科学技术出版社

Authorized translation from the Japanese Journal, entitled
胃と腸　第57巻 第3号
食道上皮内腫瘍の診断と取り扱い
ISSN：0536-2180
編集：「胃と腸」編集委員会
協力：早期胃癌研究会
Published by Igaku-Shoin LTD., Tokyo Copyright © 2022

版权所有·翻印必究

图书在版编目（CIP）数据

食管上皮内肿瘤的诊断和处置 / 日本《胃与肠》编委会编著；《胃与肠》翻译委员会译. -- 沈阳：辽宁科学技术出版社，2024. 10. -- ISBN 978-7-5591-3670-1

Ⅰ. R735.1

中国国家版本馆CIP数据核字第20247RQ382号

出版发行：辽宁科学技术出版社
　　　　　（地址：沈阳市和平区十一纬路25号　邮编：110003）
印　刷　者：辽宁新华印务有限公司
经　销　者：各地新华书店
幅面尺寸：182 mm × 257 mm
印　　张：7.75
字　　数：170千字
出版时间：2024 年 10 月第 1 版
印刷时间：2024 年 10 月第 1 次印刷
责任编辑：卢山秀
封面设计：袁　舒
版式设计：袁　舒
责任校对：黄跃成

书　　号：ISBN 978-7-5591-3670-1
定　　价：128.00元

编辑电话：024-23284367
E-mail：lkbjlsx@163.com
邮购热线：024-23284502

《胃与肠》官方微信：15640547725

目　录

食管鳞状上皮内肿瘤

田久保 海誉[1]

关键词　上皮内肿瘤　异型增生　异型上皮　上皮癌

[1] 東京都健康長寿医療センター研究所老年病理学研究チーム
〒 173-0015 東京都板橋区栄町 35-2　E-mail : takubo@tmig.or.jp

前言——历史

首先，让我们来看一下有关食管上皮内病变的历史记述。在 Stout 和 Lattes 的《食管肿瘤病理学》（1957）专著中，将黏膜白斑（leukoplakia）和原位癌（carcinoma in situ）等作为食管的癌前病变进行了描述。之后，在中国河南省食管鳞状上皮癌高发地区进行的大规模细胞学筛查（1959 年）中，关于癌前病变，首次提出了异型增生（dysplasia）的概念。此外，Ushigome 等（1967）发表了相关的病例报告，Mukada 等（1976）和笔者等（1981）也报道通过食管解剖发现异型增生（dysplasia），指出在食管癌病例中其发生率较高。但是，在这些文献中，在异型增生与正常上皮的上皮内交界处，作者并没有努力找到提示肿瘤存在的边界线（oblique line），而是将异型增生与不典型上皮(atypical epithelium)作为同义词来使用。

正常上皮

鳞状上皮是食管固有的上皮，分为基底细胞层、基底旁细胞层和棘状细胞层。正常的鳞状上皮细胞厚约 400 μm，由不到 20 层的鳞状上皮细胞堆积组成。在活检标本中，观察到其厚度比手术或内镜切除的标本要厚。在后者中，由于术中和术后碘染色导致表面棘状细胞层脱落而使上皮变薄。从动物实验的结果来推测，食管上皮细胞在 10 日左右会更新一次。

组织干细胞和早期分化细胞位于基底层，基底旁层细胞由过度增殖（transit amplifying, TA）细胞组成。TA 细胞是位于干细胞和棘状分化细胞中间的具有有限增殖能力的细胞。另外，表层的棘状细胞层由分化细胞组成，没有角化，有时在细胞内可见透明质颗粒。核分裂图像在基底层中通常很少见，在基底旁层中可以观察到。在 Ki-67 染色中，虽然基底层阳性细胞很少，但基底旁层呈连续阳性，有 1 ~ 2 层细胞呈阳性。

异型上皮和再生上皮

在前述的偏离正常上皮的细胞图像和组织图像中，显示此类图像的上皮表现为不典型增生（atypia），病理检查通常将这些称为异型上皮。在胃食管反流病（gastroesophageal reflux disease，GERD）中，在糜烂和溃疡周围的再生上皮中也可以观察到偏离正常上皮的细胞。在此类上皮中可以观察到许多有丝分裂，在基底层中也有分裂。另外，在 Ki-67 染色中，有超过 3 层的细胞层染色，呈阳性，可见基底层细胞增生（basal cell hyperplasia）、乳头的伸长和细胞间隙的增大，但这些表现都不是特异性的，在原位癌（carcinoma in situ，CIS）中也可以观察到。再生上皮细胞的细胞核具有清晰的核仁和核膜，可以见到明显的染色质。这

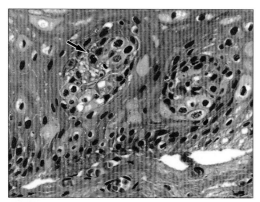

图1 后期桥（anaphase bridge）。在一位老年男性食管鳞状上皮癌患者食管非癌上皮细胞中可见明显的后期桥（黑色箭头）

些变化有时我们也称之为再生异型或反应性异型，常简称为再生上皮。

异型增生

在异型上皮中显示出与癌相关的形态，或类似于癌发生途径中 CIS 的形态（细胞核或细胞增大、细胞核或细胞不规则），有时称为异型增生（dysplasia），考虑为肿瘤性病变。特别是近年来，常常把异型增生（dysplasia）作为鳞状上皮内肿瘤（squamous intraepithelial neoplasia，SIN）的同义词。

食管异型上皮和异型增生的实际情况

异型上皮和异型增生常常发生于抗癌化疗后、放疗后和内镜下斑驳食管、贲门失弛缓症、腐蚀性食管炎、食管癌患者的非癌部位上皮、食管角化、先天性角化不良、老年食管上皮等。在这些上皮中，角化方面可以观察到角化过度、角化不全和角化异常。细胞形态方面，可以观察到细胞增大、不规则，细胞核同样也存在增大、不规则，还可以发现多个细胞核。此外，还有异型核分裂图像。可以观察到染色体之间有交联桥接（后期桥，anaphase bridge），提示染色体的不稳定性（**图1**）。虽然分裂图像增加，但笔者认为这不应解释为是分裂的增加，

而是分裂的停止。在 Ki-67 染色中，基底层阳性细胞增多，基底旁层和有棘层也呈阳性，3层以上的细胞常呈阳性。

还有，CIS 具有与浸润癌相同程度的细胞异型和核异型性，所以可以被诊断。但是上皮内肿瘤异型不像 CIS 那样明显，且具有提示肿瘤的表现。所以在诊断中，需要与周围上皮有明确的界线。换言之，上述边界线（oblique line）的有无就非常重要，这是日本病理学家特别强调的"肿瘤"的表现。一般认为它是食管上皮内发展的前方分界面（front）。

实际的规约和病理书籍中异型增生和上皮内肿瘤的组织图像的比较

在《食管癌处理规约（第10版）》（2007）第79页中，将局限于上皮内的肿瘤称为上皮内肿瘤。另外，将上皮内肿瘤分为低异型度和高异型度，高异型度包括 CIS。这是根据异型细胞在上皮内所占的高度（厚度）来进行分类的。但如前文所述，在食管上皮表层有剥脱的组织中，异型程度分类则比较困难。还有一种观点认为，从低异型度上皮内肿瘤的组织图像来看（参考文献7，第92页，图 2-31），实际是异型较弱的 CIS。表层的细胞核虽然呈小型化，但仍为肿瘤细胞。高异型度上皮内肿瘤（参考文献7，第92页，图 2-32）为 CIS。

在《食管癌处理规约（第11版）》（2015）第27页记载的组织学分类中，SIN 中不包括 CIS。在其第28页组织分类的注释中进行了如下说明，明确了处理方法：

（1）将不能称为癌的肿瘤性上皮内异型病变定义为 SIN。

（2）不包含 CIS。

（3）不采用高级别和低级别这样的亚分类。

（4）不能区分 SIN 与再生上皮或反应性上皮时，应使用不典型上皮（atypical epithelium）或不确定为肿瘤（indefinite for neoplasia）。

（5）在活检病理诊断中将 SIN 作为诊断名称时，要增加"可随诊""过一段时间再活检""怀疑为癌，应尽快再次活检"等注释。组织学照片（参考文献 8，第 99 页，图 2-35）显示了手术和活检标本，可以发现病变存在分界面。

接下来，我们要研究一下病理检查室中常见的病理书籍中的组织学照片。WHO 分类第 5 版（2019）中关于食管肿瘤的分类（第 24 页）章节中，包括：①食管鳞状上皮内肿瘤（异型增生），低级别；②食管鳞状上皮内肿瘤（异型增生），高级别。看其附图（参考文献 9，第 37 页），我们发现两者都是 CIS，与《食管癌处理规约（第 11 版）》（2015）中的概念不同。《罗塞和阿克曼外科病理学（第 11 版）》（2018）中将异型增生和 CIS 描述为同一个概念，但没有附图。在 Lewin 和 Appelman 的《AFIP 肿瘤病理学》（1996）中，其第 51—56 页中有 14 张鳞状细胞上皮内肿瘤 / 异型增生的图像。对于所有的图像，笔者都诊断为 CIS。而且，笔者认为其中的图 4-3 所示的应判断为浸润癌。

由上可见，欧美国家出版的病理书籍中提到的上皮内肿瘤和异型增生，日本的病理医生大多诊断为 CIS。因此，欧美专家对上皮内肿瘤和异型增生的理解方式与《食管癌处理规约（第 11 版）》是明显不同的。

结语

目前，许多临床医生和病理医师都认可上皮内肿瘤的存在，但是他们经治的相关病例并不多。我们推测其中一个原因是，病理医师对癌以外的被视为正常的黏膜上皮、碘不染区和淡染区的小病变等没有进行仔细观察。

今后，我们希望可以多收集一些存在分界线（oblique line）的异型上皮，也就是上皮内肿瘤或异型增生病例，进行多中心临床病理学研究。希望本书成为研究的基础。

致谢

向东京都健康长寿医疗中心病理诊断科部长新井富生博士、佐久医疗中心内镜科的小山恒男医生的校阅表示衷心的感谢。

参考文献

[1]Stout AP, Lattes R. Tumors of the esophagus, atlas of tumor pathology. AFIP, Washington DC, p 46, 1957.

[2]Coordinating Group for Research on Etiology of Esophageal Cancer in North China. The epidemiology and etiology of esophageal cancer in north China. A preliminary report. Chin Med J 1: 167–183, 1975.

[3]Ushigome S, Spjut HJ, Noon GP. Extensive dysplasia and carcinoma in situ of esophageal epithelium. Cancer 20: 1023–1029, 1967.

[4]Mukada T, Sato E, Sasano N. Comparative studies on dysplasia of esophageal epithelium in four prefectures of Japan（Miyagi, Nara, Wakayama and Aomori）with reference to risk of carcinoma. Tohoku J Exp Med 119: 51–63, 1976.

[5]Takubo K, Tsuchiya S, Fukushi K, et al. Dysplasia and reserve cell hyperplasia–like change in human esophagus. Acta Pathol Jpn 31: 999–1013, 1981.

[6]Takubo K. Pathology of the Esophagus, 3rd ed. Wiley, Tokyo, pp 10–17, pp 162–167, 2017.

[7]日本食管学会（编）. 食管癌取扱い规约，第10版. 金原出版，2007.

[8]日本食管学会（编）. 食管癌取扱い规约，第11版. 金原出版，2015.

[9]WHO Classification of Tumours Editorial Board（eds）. WHO Classification of Tumours, Digestive System Tumours, 5th ed, IARC, Lyon, pp 36–37, 2019.

[10]Goldblum JR, Mckenney JK, Lamps LW, et al（eds）. Rosai and Ackerman's Surgical Pathology, 11th ed. Elsevier, pp 14–15, 2018.

[11]Lewin KL, Appelman HD（eds）. Tumors of the esophagus and stomach, atlas of tumor pathology, 3rd series. AFIP, Washington DC, pp 51–56, 1996.

食管上皮内肿瘤的病理学研究

——"食管上皮内肿瘤"究竟为何物：从病理医师的立场来看

根本 哲生[1]

摘要●《食管癌处理规约（第11版）》中对食管中鳞状上皮内肿瘤（SIN）作出定义：被确定为肿瘤且不是癌的上皮内病变。将病变判定为肿瘤的重要因素是具有区域性。在食管中，大多数有区域性的异型上皮细胞巢往往被诊断为癌。而令病理医师不敢诊断为癌的因素包括较弱的细胞异型和向表层的分化倾向等。此外，当活检材料等信息量较少时，为方便起见，也会诊断为SIN。SIN作为一种病理学上的轻异型度肿瘤，有必要验证其是否反映了临床病情。如果有一组肿瘤在很长一段时间内在水平或垂直方向没有发展，这些肿瘤的临床处理不同于一般的癌，确立SIN的概念就很有意义。这类病变往往是多发不染色区的一部分，多为小病变，因此可以预见对其进行包括病理学评估在内的长时间随访观察会很困难，但临床与病理进行合作研究是很有必要的。

关键词 鳞状上皮内肿瘤 SIN 肿瘤性病变 食管鳞状上皮

[1] 昭和大学横浜市北部病院临床病理诊断科
〒 224–8503 横浜市都筑区茅ケ崎中央 35–1 E-mail：t.nemoto@med.showa-u.ac.jp

前言

《食管癌处理规约（第11版）》（下文简称《处理规约》）发行至今已有7年，"食管上皮内肿瘤的诊断和处置"已成为本书的主题。鳞状上皮内肿瘤（squamous intraepithelial neoplasia，SIN）这一术语可能是病理医师不想诊断为癌时的权宜之言，但笔者认为有必要从病理和临床两方面对其定义和病理组织学诊断标准进行整理。在本文中，笔者通过举例的方式对上述问题提出自己的见解，并列出在建立更加明确的诊断标准这一过程中存在的相关问题。

为什么不清楚什么是 SIN？

在《处理规约》中 SIN 被定义为"根据上皮的结构和细胞的异型而被判定为肿瘤的上皮内病变，不包括癌"。既然提到"不包括癌"，那么如果没有明确定义"（上皮内）癌"，也就无法确定什么是 SIN。

以 WHO 分类为代表的西方观点是"从浸润开始时即为癌"。与之相对，日本的观点是"正因为是癌，所以才浸润"，即停留在上皮时就已经是癌，也就是承认"原位癌/非浸润癌"的立场。由于 SIN 和原位癌都是上皮内肿瘤性病变，因此无法通过存在的部位来对它们进行区分。也有一些观点认为，可以像宫颈部鳞状上皮区域那样,将上皮层分为深层、中层和表层,将异型细胞在全层进行增殖的情况考虑为癌。而在日本,将仅在深层发现较强异型细胞的病变(WHO分类中为高级别异型增生)也诊断为癌。我们认为从SIN向原位癌的转变是连续性的(在异型度方面,是属于无缝式或微小的阶段性变化),所以在二者之间画出一条界线绝非易事。

现实的问题是,对病变进行诊断时,发现"这就是真正的SIN"的机会很少。如后文所述,大多数的异型上皮巢可归类为反应性病变或癌。因为SIN大多是作为小病变存在于含癌食管或斑驳食管内,不是癌边缘的低异型度成分,所以一般而言,独立的SIN成为内镜治疗的对象并进行病理诊断的机会极少。

食管中 "不能称为癌的肿瘤" 是什么?

在鳞状上皮区域中,除了鳞状上皮乳头状瘤,哪些相当于腺上皮中腺瘤这样的良性肿瘤这一概念并不明确。关于食管是否需要"不能称为癌的肿瘤"这一概念,在本系列"食管中是否存在'异型增生'?"一文中对此进行了探讨。渡边等认为,食管鳞状上皮在病理组织学上表现为异型的病变可以分为反应性幼年上皮、低异型度癌与重异型度癌,得出了不需要术语"异型增生(dysplasia)"的结论。此外,大仓等认为,被诊断为异型上皮巢的活检组织几乎都应该诊断为癌。如果见多了食管上皮内癌,便会明白其异型度是存在变化的。我们也遇到过癌的一部分含有异型度比较弱的成分,因此像本书的两位编者那样经验丰富的专家,更加倾向于"食管鳞状上皮的肿瘤性病变是癌"这一观点。此外,分子生物学研究表明,相当于SIN的病变中*p53*基因突变率很高。这或许支持SIN为低异型度癌的观点。

另一方面,抛开学术观点,在临床实践中,我们有时会遇到异型性比较弱的病变,这时就会想:"虽然有区域性,但要把它当作癌吗?"

此外,在进行活检诊断时,对于没有发现浸润表现的肿瘤,有时一些病理医师就"随便"将其诊断为SIN。在这种情况下,我们当然要考虑为低异型度鳞状上皮癌,但是只看到小范围的活检材料很难去想象整体情况,无法与非肿瘤部分进行对比,也就很难对异型度做出评价。基于上述理由,也希望临床医师可以理解,病理医生不想立刻给出"诊断为癌"这样诊断的心理。

病例

下面我们一边介绍病例,一边展示SIN的病理诊断思路。

[**病例1**]《处理规约》中列出的SIN病例。

本病例由(原)WATARI医院病理科医师海上雅光博士提供。患者是一名60多岁的女性。在其胸部食管中段发现1 mm的平坦小病变,有日本食管学会分类B1型血管聚集(**图1a、b**)。内镜黏膜下层剥离术(endoscopic submucosal dissection,ESD)标本碘染色有清楚的不染色区域。在标本中央可以看到作为治疗主要目标之外的另一个病变(**图1c**)。组织学标本中,可见有区域性的650 μm大小的病变,相当于B1型血管的扩张毛细血管向上延伸到表层附近(**图1d**)。在高倍放大图像中,上皮层最深部分的基底细胞层勉强得以保存。在深层部分,细胞间肿胀分离,也可见纺锤形细胞。尽管保持了表层分化的趋势,但中间层和表层的细胞存在核肿大(**图1e**)。此外,在本病例中的p53免疫染色相当于野生型。

我们对《处理规约》中列出的SIN的典型病例进行研究,为何在那么多病例中选择本病例呢?原因之一是本病例为一个独立的病变。我们经常遇到癌的一部分,尤其是边缘部分有低异型度成分,而这种情况是该将其视为SIN呢,还是该将其视为癌的低异型度成分?这种争论是不可避免的。所以我们首先选择一个孤立的病变。然而,该病变也存在于含癌食管的癌的附近。从其明显的区域性和异型性来看,

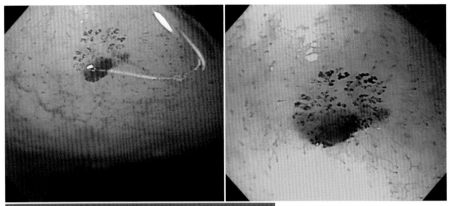

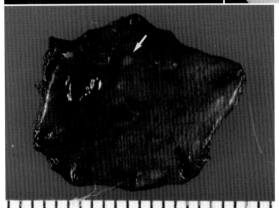

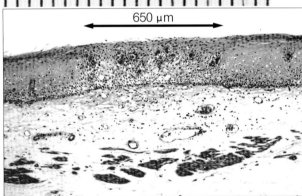

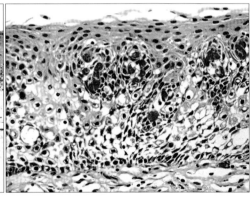

图1 ［**病例1**］《处理规约》中列出的SIN病例

a、b 内镜图像。平坦病变，B1型血管聚集。

c ESD标本。关注的病变为黄色箭头所指小片不染色区域。

d 病理组织学图像（低倍放大）。有区域性的650 μm病变。相当于B1型血管的扩张毛细血管向表层附近延伸。

e 病理组织学图像（高倍放大）。基底细胞层勉强得以保持。在深层部分，细胞之间肿胀分离，也可见纺锤形细胞。尽管保持了表层分化的趋势，但中间层和表层的细胞存在核肿大。

［わたり病院（当時）海上雅光先生よりご提供，d,eは日本食道学会（編）．臨床・病理食道癌取扱い規約，第11版．金原出版，2015より転載］

毫无疑问判断为肿瘤性病变。其次综合考虑病变较小，细胞异型较弱，以及基底层得以保持（我们判断其正常组织结构在一定程度得以维持），p53为野生型等情况，当时我们集中讨论后得出的结论是将其作为SIN而非癌更合适。

今天回过头来再看这个病例，感想如何呢？虽然是一个小病变，但从病理组织学图像上看，也可能会被认为是癌。

[病例2] 活检诊断为SIN后，进行内镜随访观察的病例。

患者是70多岁的男性。第一次（3年前）发现病变时常规内镜图像为图2a。胸部食管中部可见轻度发红。NBI观察（图2b），病变部分呈棕褐色区域，可见日本食管学会分类B1型血管。碘染色后，病变部分呈淡染色区（图2c）。活检诊断为SIN，此后对该患者进行了随访。图2d为初次活检的病理组织学图像。细胞主要在基底侧增殖，细胞核轻度～中等程度增大。存在向表层的分化。基底细胞层大部分保存完好，细胞排列比较均匀。图2e显示了初次活检3年后的活检病理组织学图像。基本观察结果和最初的活检相同。内镜检查发现病变的大小和形状没有变化。图2f是与图2e相同区域的p53免疫染色图像，发现散在阳性细胞核，为野生型。

[病例3] 在癌的边缘部分发现的相当于SIN的异型上皮。

50多岁男性，胸部上部食管病变。碘染色显示为不染色区和淡染色区混杂的病变。病理组织学上，碘淡染色部分为相当于SIN的低异型度肿瘤成分，与不染色区的癌相连。

在图3a中，从癌的边缘部分开始，可以看到相较于癌的部位，上皮层的厚度稍微增加的部分（红色虚线）。在这里，紫色看起来略深，反映核质比（N/C比）高的细胞增加。在高倍放大图像中（图3b、c），基底旁层部分在基底侧有数层存在高N/C比的细胞增殖，尽管有向表层分化的趋势，但中表层细胞中也可以发现核肿大。这种变化存在可以识别的边界、区域性。最深部分的基底细胞层得以保持。另外，细胞间的结合性得以保持，细胞排列比较整齐。图3d显示了SIN样病变和癌之间的边界。在黄色虚线右侧，基底层、基底旁层和中表层的核异型均明显增加，诊断为癌。根据这些表现，在右侧是将其视为低异型度癌呢，还是视为低异型度肿瘤性病变（SIN）向癌发展的阶段？目前尚存争议。因此有必要通过积累相关病例来研究独立的SIN病变是否会发展为癌。

图3e、f为同一病例中的其他病变，是一个约1mm的小病变，考虑其为孤立的SIN。因为发现其具有区域性，确认其异型，是肿瘤性病变。保留了表层分化。在高倍放大图像（图3f）中，观察到孤立的细胞角化、异型核分裂图像和基底层的部分缺失，虽然是小病变，但是我们认为有可能是癌。

[病例4] p53完全阴性（null pattern），确认为SIN的低异型度肿瘤性病变。

患者为70多岁的男性，诊断为SIN的低异型度肿瘤病例。在对斑驳食管进行精查时，发现了平坦且不规则的碘不染色区，进行了诊断性的内镜黏膜下层剥离术（ESD）（图4a）。该病例情况初次刊登在其他杂志上，本次是进行部分修改后再次发表。图4b显示病变整体的病理组织图像（低倍放大）。糖原减少的嗜酸性细胞区域（图4b的红色虚线部分），反映碘不染色区的所见。高倍放大图（图4c）中，在黄色虚线右侧可见基底细胞层模糊，基底旁层～表层细胞的核肿大，但异型程度很轻。可以观察到细胞间的细胞间桥，结合性得以保持。因核质比高的细胞的单一增殖表现并不明显，所以该病变不要说判断为癌，就连判断为肿瘤性或反应性时也需要慎重。p53免疫染色中，周围的上皮显示为相当于野生型的染色结果，与此相对，在病变部分则显示为完全阴性（null pattern）（图4d）。有报告认为，这些所见结果反映单克隆基因异常，虽可以判断为肿瘤性，但难以立即判定为癌。

[病例5] 活检难以确定的低异型度小型癌。

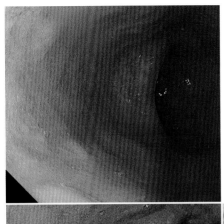

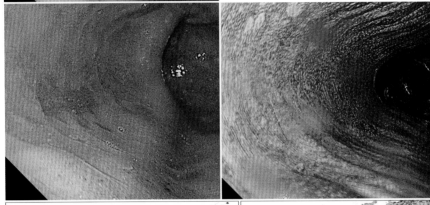

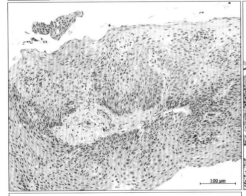
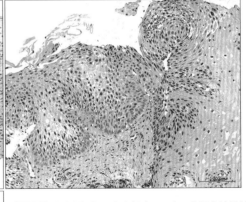

a	
b	c
d	e
f	

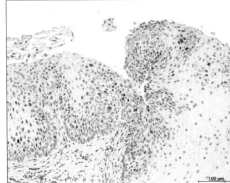

图2 ［**病例2**］活检诊断为SIN后，进行内镜随访观察的病例

a 初次（3年前）发现病变时的常规内镜图像。胸部中部食管可以发现表面轻度发红。

b NBI图像。病变部分呈棕褐色区域，可见B1型血管。

c 碘染色图像。病变部分呈淡染色区。

d 初次活检的病理组织学图像。细胞主要在基底侧增殖，细胞核轻度～中等程度增大。存在向表层的分化。基底细胞层大部分保存完好，细胞排列比较均匀。

e 初次活检3年后的活检病理组织学图像。基本观察结果和最初的活检相同。

f p53免疫染色图像。散在阳性，野生型。

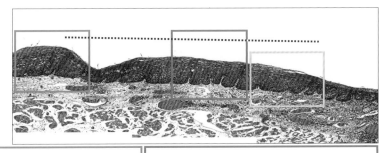

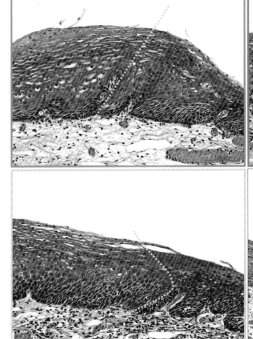

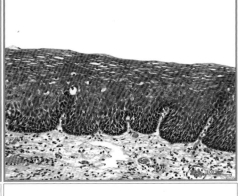

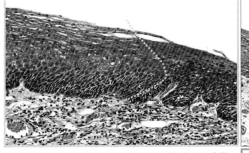

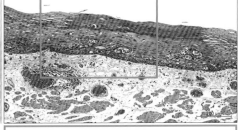

a	
b	c
d	e
	f

图3 ［病例3］在癌的边缘部分发现的相当于 SIN 的异型上皮的病理组织学图像

a 胸部上部食管病变。与癌（右侧1/4）连续，与癌的部位相比，可以发现上皮层增厚的部分（红色虚线部分）。

b a的左侧边缘部分（a的蓝色框部分）。基底旁层有核质比（N/C比）较高的细胞增殖，中表层也发现有核肿大。这样的变化因有边界、区域性得以识别。黄色虚线为边界，右侧相当于SIN。

c SIN样病变的中央部分（a的绿色框部分）。在深部多层可以发现N/C比高的细胞。基底细胞层得以维持。细胞间的结合性得以维持，细胞排列相对整齐。尽管可以发现有向表层分化的趋势，但中表层细胞的核比非病变部分大。

d SIN样病变和癌之间的边界部分（a的黄色框部分）。在黄色虚线右侧，在基底层、基底旁层和中表层核异型均明显增加，诊断为癌。

e 同一病例的其他病变。考虑其为孤立性 SIN，是一个约 1 mm 的小病变。因为发现其具有区域性，确认了其异型，是肿瘤性病变。表层分化得以保留。

f e的蓝色框部分的高倍放大图像。从孤立的细胞角化、异型核分裂图像和基底层的部分缺失等情况来看，也认为其为小癌。

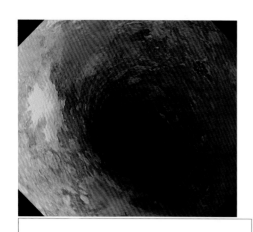

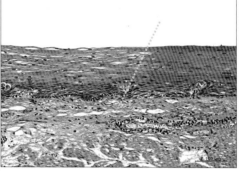

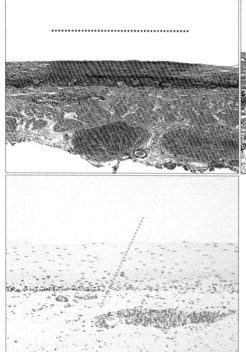

a	
b	c
d	

图4 ［**病例4**］p53完全阴性（null pattern），确认为SIN的低异型度肿瘤性病变

a 碘染色图像。在对斑驳食管进行精查时，发现平坦、不规则、清晰的碘不染色区，进行了诊断性ESD。

b 病理组织学图像（低倍放大）。可见糖原减少的嗜酸性细胞组成的区域（红色虚线部分），反映了碘不染色区的所见。

c 病理组织学图像（高倍放大）。在黄色虚线右侧，可见基底细胞层模糊，基底旁层~表层细胞的核肿大，但异型的程度很轻。可以观察到细胞间的细胞间桥，结合性得以维持。因N/C比高的细胞的单一增殖表现并不明显，难以立即诊断为癌。

d p53免疫染色图像。在病变部分（黄色虚线的右侧）中，可以发现p53蛋白完全消失。周围的上皮显示为相当于野生型的表达。根据其形态和p53免疫染色所见，考虑其为肿瘤性，故诊断为SIN。

（aは大森赤十字病院消化器内科桑原洋紀先生よりご提供，b~dは根本哲生．良悪性の鑑別が問題となる食道病変の病理学的特徴．消化器内科 3：64-71，2021より一部改変して転載）

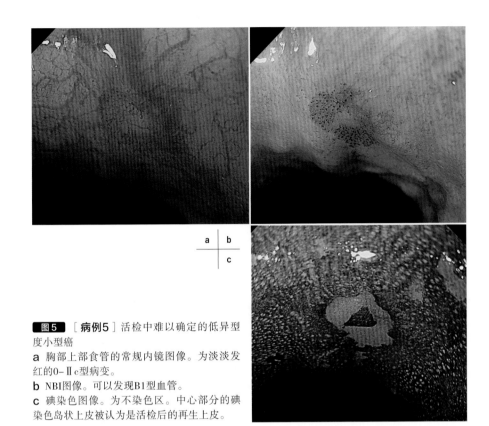

图5 ［病例5］活检中难以确定的低异型
度小型癌
a 胸部上部食管的常规内镜图像。为淡淡发
红的0–Ⅱc型病变。
b NBI图像。可以发现B1型血管。
c 碘染色图像。为不染色区。中心部分的碘
染色岛状上皮被认为是活检后的再生上皮。

　　患者为 60 多岁女性。在胸部上部食管发
现淡淡发红的 0–Ⅱc 型病变（**图 5a**）。NBI
观察可见日本食管学会分类的 B1 型血管（**图
5b**）。碘染色显示不染色区（**图 5c**）。中心
部分碘染色的岛状上皮被认为是活检后的再生
上皮。

　　病理组织图像（低倍放大）中发现其为最
大直径 1.5 mm 的小凹陷性病变。异型细胞呈区
域性增殖，考虑为肿瘤（**图 5d**）。p53 免疫染
色和病变一致，在基底侧数层有表达，免疫染
色的结果也说明病变具有区域性（**图 5e**）。
在图 5d、e 所示的相邻的切片（**图 5f**）中，
发现与病变周围的基底细胞相比，在基底部分
排成一列的细胞肿大。另外，在部分基底旁层
中，纺锤形细胞肿胀，一边分离一边增殖（红
色箭头部分）。虽然需要考虑与 SIN 进行鉴别，
但根据细胞形态和细胞排列的异型性，诊断为
原位癌。蓝色箭头所指部分是活检部分的再生

上皮，相当于碘染色的部位，可见与周围的肿
瘤成分和细胞核的大小不同。

　　图 5g 为 ESD 前活检切片的病理组织图像。
回顾 ESD 标本的观察结果，可以判断为有同等
程度的异型，但因为从活检材料中不能确定其
是否具有区域性，活检部分在整体图像中的所
处位置也不明确，所以活检诊断不得不止步于
疑似 SIN 或疑似肿瘤的上皮异型，这也是可以
理解的。

　　［**病例 6**］ 基底细胞层得以保持但诊断为
癌的病变。

　　80 多岁的男性，胸部上部食管病变。在斑
驳的未染色区域中可见 20 mm 的平坦型病变。
NBI 观察为茶色区域，可见日本食管学会分类
B1 型血管。

　　基底细胞层是在基底膜上排列成一列的小
圆形～方形细胞层，这些细胞不具有增殖活性，
被认为具有类似干细胞的作用（**图 6a**）。这

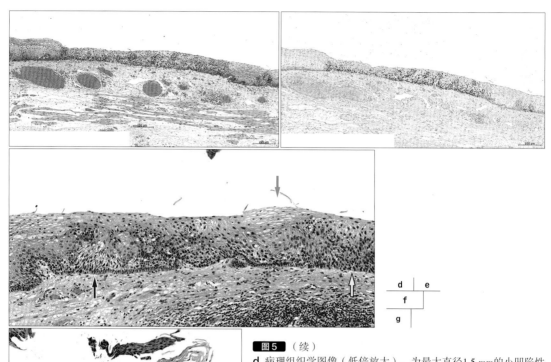

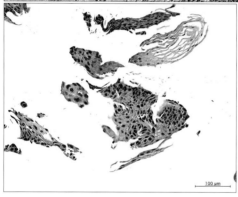

d	e
f	
g	

图5（续）

d 病理组织学图像（低倍放大）。为最大直径1.5 mm的小凹陷性病变，可以发现异型细胞有区域性，考虑为肿瘤。

e p53免疫染色图像。其表达与病变一致，基底侧数层有表达。

f 与d、e相邻的切片图像。与病变周围的基底细胞相比，在基底部分排成一列的细胞稍微肿大。基底细胞层（黄色箭头）消失，纺锤形细胞肿胀分离（红色箭头），据此诊断为原位癌。蓝色箭头所指部分是活检部分的再生上皮，相当于碘染色的部位，与周围的肿瘤成分和细胞核的大小不同。

g ESD前活检的切片。从ESD标本的所见结果来看，判断为有同样的异型。

被认为是正常食管鳞状上皮层的主要特征之一，在许多情况下，在癌中该层消失。该病变保留了一层基底层，在这一点上可以说保留了接近正常的结构。虽然也保留了向表层分化的趋势，但在表层附近观察到轻度的核肿大。在**图 6b** 所示的区域，基底细胞层得以保留，也观察到表层分化，因此很难区分是 SIN 还是癌。但是，在**图 6c** 的区域，部分基底细胞层变得不清楚，同时表层附近有异型细胞增殖。此外，细胞排列紊乱、细胞间肿胀分离、细胞核不规则等提示为癌的表现增多，故诊断为癌。

食管SIN的临床病理学特征

SIN 的病变常常出现在"斑驳食管"，即有多发碘不染区或淡染区的食管中，本文介绍的病例也是如此。由于 SIN 被认为是食管鳞状上皮癌的前驱病变或伴随病变，所以也可理解为其并发于含癌食管中的病例较多。

SIN 通常是平坦或轻微凹陷、直径不足 10 mm 的微小病变。在碘染色中呈不染色区或淡染色区，NBI 观察多呈茶色区域。在笔者此次所确认为 SIN 的病变中，可见日本食管学会分类 B1 型血管。

河内等提出了 SIN 的 3 个病理组织学特征：

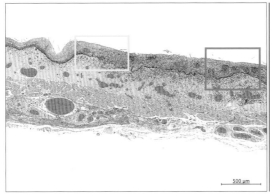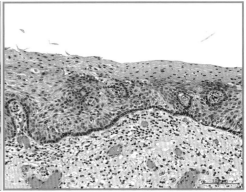

a	b
	c

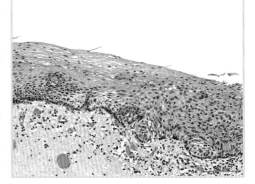

图6 ［**病例6**］基底细胞层得以保持，但诊断为癌的病变的病理组织学图像

a 在该病变中，基本保留了一层基底层，在这一点上可以说保留了接近正常的结构。

b a的蓝色框部分的放大图像。基底细胞层得以保留，并观察到表层分化，因此很难区分是SIN还是癌。

c a的黄色框部分的放大图像。在该区域中，部分基底细胞层变得不清楚。同时表层附近有异型细胞增殖，此外，细胞排列紊乱、细胞间肿胀分离、细胞核不规则等提示癌的表现增加。

表1 诊断食管SIN的要点

提示为肿瘤性的所见	相比于癌，更应考虑为SIN的所见
·存在区域性［肿瘤/非肿瘤的边界线（oblique line）］ ·核异型（肿大，核形状不规则，包括中层、表层） ·区域性糖原减少（不染色/淡染色区） ·区域性p53异常蓄积或者完全消失 ·炎症细胞（尤其是嗜酸性粒细胞）不明显	·表层分化明显 ·细胞异型轻度（细胞排列正常） ·细胞密度低（由N/C比较低的细胞组成） ·病变小（多数不足10 mm） ·病变厚度变化较小 ·在基底旁层～中层，仍然存在细胞间的结合性（细胞间桥） ·细胞纺锤形化较少 ·残存基底细胞层 ※均为"与癌比较"

①细胞异型程度轻；②细胞密度低；③有表层分化倾向。此外，他们还提到肿瘤细胞小，大小比较均匀，给人以单一（monotonous）印象的病变，并将有上述表现的病例在图谱中作为典型图像进行了介绍。

此次在笔者所提供的诊断为SIN的病例，或者是需要与SIN相鉴别的的病例中，既有像［**病例2、病例3**］那样与河内等提出的图像相近的病例，也存在像［**病例4**］那样有差异的病例。我们认为，如果仅仅根据前文所述特征①～③来抽取的病变可能存在相当多的变化，因此有必要在明确每种病变的演变和生物学特征的基础上，重新考虑或制定其定义和诊断标准。笔者考虑的SIN诊断要点见**表1**。

结语

站在内镜医师的角度，根据病理诊断回顾内镜所见，提取出每一个病理诊断名称的内镜特征，所以才想在病理诊断中定一个绝对的标准吧。另一方面，从病理医师的角度来看，根据组织的异型程度（偏离正常的程度），对病变进行的病理诊断在临床上是否妥当（诊断名称是否能正确表示出其后续的发展），这只有在临床随访反馈后才能知道。

建立 SIN 这样一个疾病类别，就是为了阐明"不需要立即治疗的肿瘤"的存在和其特征。根据细胞病理学创始人 Virchow 博士时代以来积累的经验，从病理组织学上看，那很可能是低异型度的病变。但如果要在真正意义上确立这样的疾病概念，就需要确定目标病变并进行随访观察，确定其长期无发展，或阐明成为浸润癌的病变特征。为此，有必要在确认其病理组织学图像（最好确定遗传基因突变）的基础上开始随访观察，根据时间的推移，确认临床的形态学变化和病理组织学变化，进行这样的前瞻性研究是最理想的。

但是，在这样的研究中，SIN 大多为小病变，且为多发不染色区、斑驳食管中的病变。因此，每次都对确认是同一处病变来进行随访观察，以及在病变不消失的情况下随时间推移对其活检取样，可以预想其难度有多大。即使是回顾性研究，也有必要随时间变化对内镜图像进行评估和临床病理学研究。另外，应用被称为在内镜下对细胞进行观察的接触式内镜（contact endoscopy）/超放大内镜（endocytoscopy）以及对表层和深层的核都能进行观察的激光共聚焦内镜等，采用这类不取组织活检进行异型度评价的方法可能也有价值。

参考文献

[1]日本食管学会（编）. 臨床・病理 食管癌取扱い規約，第11版. 金原出版，2015.
[2]島田英雄，西隆之，佐藤慎吉，他. 多発食管癌"まだら（多発ヨード不染域を有する）食管"について. 田久保海誉，大橋健一（編）. 腫瘍病理鑑別診断アトラス—食管癌. 文光堂，pp 67–74, 2012.
[3]渡辺英伸，多田哲也，岩渕三哉，他. 食管"dysplasia"の存在意義はあるのか. 胃と腸 26: 133–140, 1991.
[4]大倉康男，中村恭一，細井董三，他. 生検による経過観察からみた食管の早期癌と"dysplasia"—癌組織発生と生検組織診断基準について. 胃と腸 26: 141–152, 1991.
[5]Kobayashi M, Kawachi H, Takizawa T, et al. p53 Mutation analysis of low–grade dysplasia and high–grade dysplasia/carcinoma in situ of the esophagus using laser capture microdissection. Oncology 71: 237–245, 2006.
[6]河内洋，小林真季，滝澤登一郎，他. 食管上皮内腫瘍性病変の組織像と遺伝子異常. 胃と腸 42: 173–186, 2007.
[7]根本哲生. 良悪性の鑑別が問題となる食管病変の病理学的特徴. 消化器内科 3: 64–71, 2021.
[8]藤井誠志. 扁平上皮癌. 大橋健一，河内洋（編）. 腫瘍病理鑑別診断アトラス—食管癌，第2版. 文光堂，pp 46–62, 2021.
[9]河内洋，中野薫. 扁平上皮内腫瘍. 大橋健一，河内洋（編）. 腫瘍病理鑑別診断アトラス—食管癌，第2版. 文光堂，pp 38–45, 2021.

Summary

Pathological Study of Esophageal Intraepithelial Tumor
—What is an Esophageal Intraepithelial Tumor:
A Pathologist's Perspective

Tetsuo Nemoto[1]

SIN (squamous intraepithelial neoplasia) of the esophagus is defined as an intraepithelial lesion determined to be a tumor, but not a cancer. An important factor in determining that a lesion is a neoplasm is that it has territoriality. In the esophagus, the majority of territorial atypical epithelial lesions tend to be diagnosed as cancer by experienced pathologists. Factors that make pathologists hesitate in making a diagnosis of cancer include less cellular atypia and a tendency to differentiate toward the surface layer. In addition, while making the diagnosis on less informative specimen such as small biopsy material, some pathologists may pose the diagnosis of SIN for convenience. It is necessary to verify whether a pathologically low–grade tumor diagnosed as SIN reflects the clinical course of the lesion. If there is a group of tumors that do not grow horizontally and vertically for a long period of time, it is logical to establish the concept of SIN in the sense that clinical treatment is different from normal cancer. Even if it is expected that it will be difficult to observe over time, including pathological evaluation, further collaborative investigation by endoscopists and pathologists is necessary.

[1]Department of Pathology, Showa University Northern Yokohama Hospital, Yokohama, Japan.

食管上皮内肿瘤的病理学研究

藤岛 史喜[1]

国吉 真平

佐藤 聪子

尾形 洋平[2]

齐藤 真弘

菅野 武

八田 和久

小池 智幸

正宗 淳

笹野 公伸[1,3]

摘要 ● 在食管中，即使是同一病变内，细胞的异型度也是多种多样的，伴随炎症，常常出现二次变化，因此在诊断时不能只局限于一个所见结果，必须要综合判断。对食管胃结合部病变的诊断尤其应该慎重。本次，笔者仔细研究了食管上皮内肿瘤，包括需要鉴别的病变在内的形态学和免疫组织化学的表现。Ki-67的免疫组织化学染色虽然有用，但在实际临床中也有不少需要注意的地方。另外，还需要注意根治性放化疗后上皮内病变的病理诊断。虽然在日常诊断中有时要明确鉴别肿瘤或非肿瘤性病变是很困难的，但为了不造成患者利益损失，内镜医师和病理医师就诊断名称达成共识是很重要的。

关键词	上皮内肿瘤　食管胃结合部　免疫染色　Ki-67

根治性放化疗

[1] 東北大学病院病理部　〒980-8574 仙台市青葉区星陵町1-1
　　E-mail：ffujishima@patholo2.med.tohoku.ac.jp
[2] 同　消化器内科
[3] 東北大学大学院医学系研究科病理診断学分野

前言

《食管癌处理规约（第11版）》中，鳞状上皮内肿瘤（squamous intraepithelial neoplasia，SIN）的定义为"根据上皮的结构和细胞的异型而被判定为肿瘤的上皮内病变，不包括癌"。首先我们简单了解一下SIN的分类变迁。受宫颈部鳞状上皮病变的影响，食管的异型上皮有一个时期曾被亚分类为3个阶段（轻度/中度/重度），但是从《食管癌处理规约（第10版）》开始用SIN代替异型增生（dysplasia），分为低/高级别两个阶段。而现在的食管癌处理规约中则只记载了SIN。另外，《WHO分类》中则再次使用了鳞状上皮异型增生（squamous dysplasia）这一用词。

如上文所述，食管上皮内病变的定义和分类都比较混乱，分子生物学上也很少有标志物能明确规定病变的"肿瘤性"。有报告指出，虽然p53过度表达对于鉴别诊断是一个有用的标志物，但绝不是万能的。此外，在食管鳞状上皮区域是否存在非"癌"的良性上皮内肿瘤也存在争议。

对于应该如何处理上皮内肿瘤，有必要以临床进展情况已经明确的大量病例研究为基础来进行判断。但是在临床上长期对同一病变进行活检并跟踪随访是很难实现的，而且对细胞的"异型度"随时间变化进行观察也是有限度的。因此，本文在阐述笔者的判断

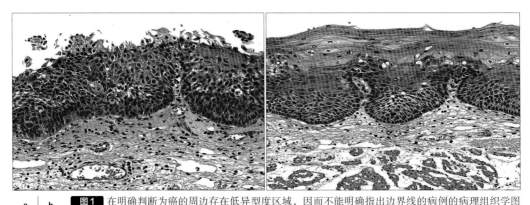

图1 在明确判断为癌的周边存在低异型度区域，因而不能明确指出边界线的病例的病理组织学图像

a 病变中央附近。判断为明显的鳞状上皮癌。

b 病变边缘部分。以基底层一侧为主，可见增殖性变化，但其异型的程度与a相比明显较弱。

标准和想法之后，提出应该注意的病理表现和作为参考的免疫组织化学的结果。另外，近年来在食管中进行根治性放化疗（definitive chemoradiotherapy，dCRT）的病例也在增加，本文也提及了有关这些病例的病理组织学诊断的注意事项。

上皮内肿瘤的诊断

关于"肿瘤"，病变在形态学上具有明显的增殖性变化和异型；而关于"低异型度"的病变，目前判断标准尚不明确。在其他内脏器官中也经常发现多年形态不变的肿瘤，因此以形态变化来判断是肿瘤还是非肿瘤是不合适的。另外，在一个病变内也经常会遇到细胞异型的程度存在差异的情况。一方面存在可以明确判断为癌的部分，但另一方面，也存在其周围异型程度变弱，不能明确指出边界线的病变（**图1**）。所以，活检样本与内镜黏膜下层剥离术（endoscopic submucosal dissection，ESD）标本的病理诊断很可能产生偏差。作为其中的一个主要原因，我们认为是考虑到以后要进行内镜治疗，而避免从病变中央采集样本。在切除标本中，如果存在可以明确判断为癌的区域，即使边缘存在令人犹豫是否诊断为癌的细胞异型，也会把病变整体诊断为癌。

笔者在 ESD 切除的标本里几乎没有使用过 SIN 作为病理诊断名称。另一方面，在活检样本中，在难以判断是肿瘤还是炎症时使用"不典型上皮（atypical epithelium）"这一病理诊断名称，在认为是肿瘤但判断可以进行随访观察的情况下使用 SIN 这一病理诊断名称，在判断需要介入治疗时使用鳞状细胞癌（squamous cell carcinoma，SCC）这一病理诊断名称。对于低异型度病变的活检诊断，我们认为没有必要严格判断其是否为肿瘤性。其理由是对两者进行正确的鉴别有时很困难，但是如果进行适当的随访观察，即使该病变是相当于"低异型度癌"的病变，在短时间内成为晚期癌的可能性也很低。将反应性病变错误地当成肿瘤反而才是问题。

图2 所示的病例最初被诊断为 SIN，但 3 年后被诊断为 SCC，并进行了 ESD 治疗。从 ESD 标本来看是表层分化型的 SCC，浸润深度为 pT1a-LPM，进行了根治性治疗。像这样，在注意过度诊断的同时，建立与内镜医师的合作体制并慎重地进行处理是很重要的。

上皮内肿瘤的病理学特征

1. 诊断前应确认的事项

在进行食管上皮内肿瘤的病理诊断时，首

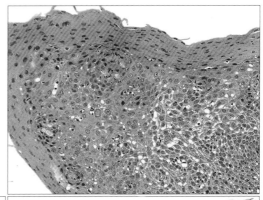

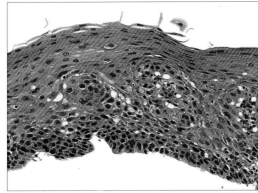

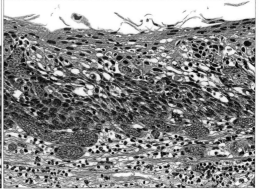

图2 最初诊断为SIN，但3年后判断为SCC并进行了 ESD的病例的病理组织学图像
a 内镜下黏膜切除术（endoscopic mucosal resection, EMR）后随访观察发现碘淡染区，活检诊断为SIN。
b 2年后的活检。可以发现炎症细胞浸润，诊断为不 典型上皮（atypical epithelium）。
c 3年后活检诊断为SCC，并进行了ESD。为表层分化 型的肿瘤。

先，确认取材的部位（是否在食管胃结合部、 吻合口附近）以及有无炎症和CRT的影响是很 重要的。从食管胃结合部取材的样本中，由于 反流性食管炎，可以发现上皮的反应性肥厚明 显，伴有核肿大的倾向，有时可能判断较为困 难，所以必须确认取材部位。

2. 肿瘤诊断的原则

在诊断肿瘤性病变时，要注意观察核异型、 细胞密度、极向紊乱、有无分界面（Front）的 形成等。笔者特别重视在基底层侧的增殖性变 化中，有无疑似肿瘤性的表现（核异型、极性 紊乱、尽管炎症不明显但细胞密度高等情况）。 另外，在参考形态学所见的同时，也要参考 p53、Ki-67的免疫组织化学所见来进行判断。 正常的基底细胞核小，类圆形，排列成一层， 而Ki-67阳性细胞基本局限于一层上的基底旁 细胞（**图3a**）。但是，在肿瘤性病变中这种 增殖细胞的排列发生紊乱，Ki-67阳性细胞在

基底层也变得随处可见（**图3b、c**）。我们认 为这是有诊断价值的病理组织学表现，而在炎 症性和再生性变化中，基底细胞的排列有时也 会发生紊乱（**图3d、e**）。相反，即使是明显 的肿瘤性病变，有时也可以清楚地看到一层基 底细胞。因此，仅凭残留一层基底细胞不能作 为浸润或非浸润的根据，对各种所见结果进行 综合判断很重要的。

3. 背景的炎症

一般来说，在伴有炎症的情况下要注意与 非肿瘤性病变进行鉴别。但是，即使是肿瘤性 病变，在上皮内也会伴有炎症细胞浸润，不能 说炎症细胞很明显就不是肿瘤。另一方面， 在反流性食管炎中，由于伴有上皮突起延长， Ki-67、p53阳性的细胞在稍大的范围内被发 现，有时就需要与肿瘤性病变进行鉴别。即使 在这种情况下，基底层大多没有Ki-67阳性细 胞分布（**图4**）。如果发现p53阳性细胞超过

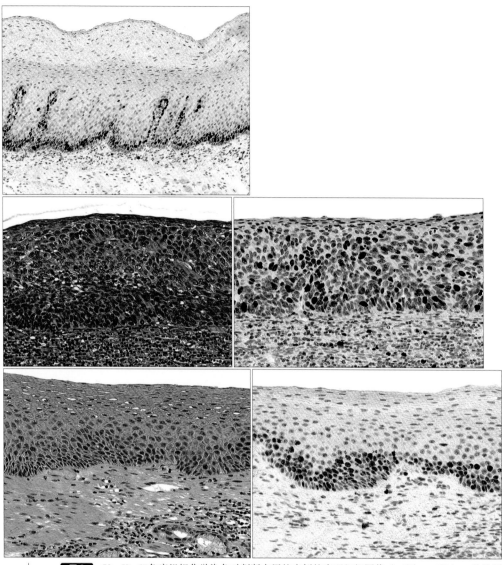

图3 p53、Ki-67免疫组织化学染色对判断有用的病例的病理组织图像（a和b，c和d，e均为不同的病例）

a 非肿瘤性鳞状上皮的Ki-67免疫组织化学染色像（核染色，苏木素）。Ki-67在基底旁层呈阳性。

b SCC（相当于上皮内癌）。观察到全层有异型细胞的增殖。

c 与b同部位的Ki-67免疫组织化学染色图像。包括基底层在内，可见阳性细胞向表层不规则分布。

d 食管胃结合部腺癌的背景黏膜。虽然是非肿瘤部分，但在基底层一侧发现轻度的核肿大。

e 与d同部位的Ki-67免疫组织化学染色图像。包括基底层在内，可以观察到阳性细胞。

Ki-67 阳性细胞的存在范围，或者即使阳性率不高，在 Ki-67 阳性细胞分布不规则时，也有必要仔细鉴别 SCC 的可能。

4. 活检标本的陷阱

在活检时，有时会切线位切割（tangential cut），导致广泛观察到基底层。基底一侧的上皮突起的形态变得不规整，有时也会出现类似 SCC 浸润样的形态。在这种情况下，HE 染色标本看起来很复杂，但进行细胞角蛋白免疫组织化学染色，就可以比较容易把握上皮成分的形状，因此在通常的病理组织样本中难以诊断时，采用这种方法是有用的（**图5**）。

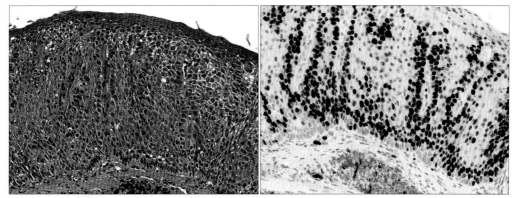

图4 反流性食管炎病例活检标本的病理组织学图像
a 上皮突起延长。伴有上皮内炎性细胞浸润。
b Ki-67免疫组织化学染色图像。基底层大致为阴性。另外，p53阳性细胞也大致分布在Ki-67阳性范围内。

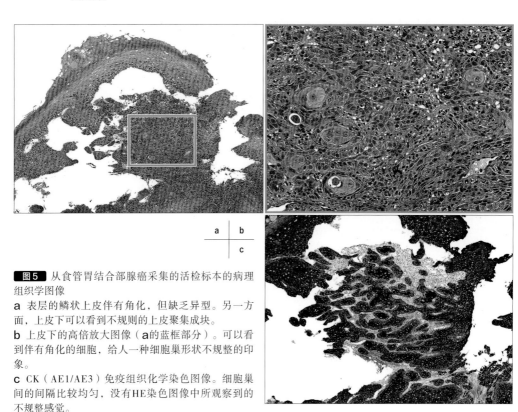

图5 从食管胃结合部腺癌采集的活检标本的病理组织学图像
a 表层的鳞状上皮伴有角化，但缺乏异型。另一方面，上皮下可以看到不规则的上皮聚集成块。
b 上皮下的高倍放大图像（a的蓝框部分）。可以看到伴有角化的细胞，给人一种细胞巢形状不规整的印象。
c CK（AE1/AE3）免疫组织化学染色图像。细胞巢间的间隔比较均匀，没有HE染色图像中所观察到的不规整感觉。

5. 肿瘤形态的多样性

　　一般来说，肿瘤的形态多种多样，也会有一些与通常印象中上皮内癌稍有不同的肿瘤。在上皮内病变中很少表现出明显的角化倾向，但有时也能观察到一些分化很突然的病变，以及高度肥厚且表层伴有角化的肿瘤。即使是观察整体图像很容易判断为肿瘤的病变，如果只观察活检采集的组织，有时也很难做出判断。在这样的病例中，如果不能想象出病变整体，就很难通过活检进行诊断。病理医师要对内镜所见有一定的了解，保持对切除标本的整体感觉，这在活检诊断时是很重要的（**图6**）。

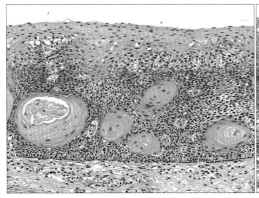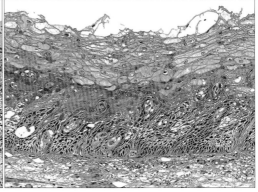

a | b

图6 仅通过活检组织难以判断的病例的病理组织学图像（a、b为不同的病例）
a 下部食管，13 mm大的病变。上皮内伴有突然的分化。虽然伴有增殖性变化，但活检时无法给出SCC的诊断。边缘可见明显的边界面（Front）形成，明确是肿瘤性病变。最终诊断为SCC，壁深达程度pT1a–LPM。
b 在表层分化型的肿瘤中，基底层异型很明显。在表层一侧观察到胞体较宽的细胞。诊断为SCC，pT1a–LPM。

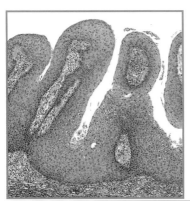

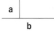

a
b

图7 疣状癌病例的病理组织学图像
a 黏膜部分放大图像（b的蓝框部分）。仅凭该图像很难判断为癌。
b 放大图像。整体来看是很明显是肿瘤性病变。诊断为疣状癌。

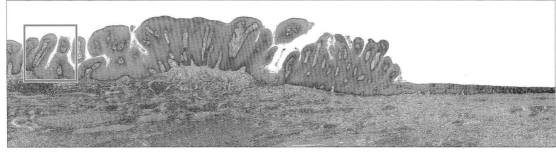

另外，关于疣状癌，通过活检诊断为"癌"是相当困难的，对于内镜诊断有怀疑的病例，内镜医师要明确地告诉病理医师怀疑是"疣状癌"，这对于给出正确的病理诊断是很重要的（图7）。

dCRT治疗后的诊断

近年来，针对食管癌常进行 dCRT 治疗，病理医师对治疗后随访观察中采集的活检标本进行诊断的机会也逐渐增多。在这样的标本中，除了上皮有萎缩倾向外，很多时候只表现为基

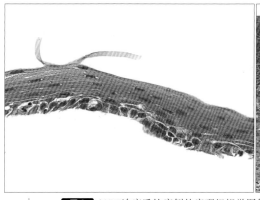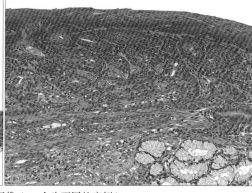

图8 dCRT治疗后的病例的病理组织学图像（**a**、**b**为不同的病例）
a dCRT后的活检标本。在基底层细胞发现核肿大。
b 术前新辅助化疗（neoadjuvant chemotherapy，NAC）后的切除标本。在基底层一侧发现有增殖性变化。另外，该区域p53为阴性（残留在深部的肿瘤细胞为阳性）。

底细胞有核肿大倾向（**图8a**）。另外，有一些病例乍一看似乎伴有增殖性变化，但几乎看不到 Ki-67 阳性细胞（**图8b**）。关于这些形态变化的生物学意义目前尚不明确，但需要注意不要过度诊断。另外，在治疗后的病例中，有时肿瘤只残存在食管壁内，因此为了避免仅凭黏膜层的所见来判断是否有残留或复发，病理医师有必要提醒临床医师对此加以注意。

结语

　　食管上皮内肿瘤的病理组织学诊断标准尚不明确，因此对于该领域诊断者之间存在较大差异，本文对笔者的诊断方法进行了论述。我们认为尽管统一病理医师对于本病变的诊断很困难，但最重要的是确保不让患者受到不利影响。在这个意义上，有必要让各医疗机构中的内镜医师和病理医师就使用的诊断名称达成共识。在诊断时，要注意不要将炎症性变化误诊为肿瘤，特别是要慎重地进行食管胃结合部的活检诊断。在判断时不要局限于一个所见，酌情参考内镜所见等来进行综合判断是很重要的。

参考文献
[1]日本食管学会（编）．臨床・病理食管癌取扱い規約，第11版．金原出版，2015.
[2]日本食管学会（编）．臨床・病理食管癌取扱い規約，第10版．金原出版，2007.
[3]WHO Classification of Tumours Editorial Board（eds）. WHO Classification of Tumours, Digestive System Tumours, 5th ed. IARC press, Lyon, 2019.
[4]河内洋，小林真季，滝澤登一郎，他．食管上皮内腫瘍性病変の組織像と遺伝子異常．胃と腸　42: 173-186, 2007.
[5]渡辺英伸，多田哲也，岩渕三哉，他．食管"dysplasia"の存在意義はあるのか．胃と腸　26: 133-140, 1991.
[6]大倉康男．食管癌取扱い規約に定義された上皮内腫瘍の病理組織学的検討—食管扁平上皮癌と上皮内腫瘍．胃と腸　44: 1735-1740, 2009.
[7]石黒信吾，春日井務，星田義彦，他．追跡例からみた食管異形成（dysplasia）—第33回食管色素研究会「食管dysplasia（異形成）を考える」のまとめを中心に．胃と腸　31: 695-704, 1996.
[8]渡辺英伸，中川悟，遠藤泰志，他．食管扁平上皮の上皮内癌と異形成の組織診断．胃と腸　30: 407-416, 1995.

Summary

Morphological and Immunohistological Analysis of Esophageal Squamous Intraepithelial Neoplasia

Fumiyoshi Fujishima[1], Shimpei Kuniyoshi, Satoko Sato, Yohei Ogata[2], Masahiro Saito, Takeshi Kannno, Waku Hatta, Tomoyuki Koike, Atsushi Masamune, Hironobu Sasano[1,3]

The esophagus contains various atypia even within the same lesion, and many secondary changes occur because of inflammation. Therefore, diagnosis should be based on a comprehensive evaluation and not on a single finding. We reviewed the morphological and immunohistological properties of lesions that differentiate them from tumors. Although Ki-67 is a useful marker, many cautions must be taken. In recent years, many follow-up cases after definitive chemoradiation have been reported, and caution is required. Although tumors and nontumors are difficult to differentiate clearly in routine diagnosis, endoscopists and pathologists must reach a consensus on the diagnostic term so that patients are not disadvantaged.

[1]Department of Pathology, Tohoku University Hospital, Sendai, Japan.

[2]Department of Gastroenterology, Tohoku University Hospital, Sendai, Japan.

[3]Department of Pathology, Tohoku University Graduate School of Medicine, Sendai, Japan.

食管上皮内肿瘤与鳞状上皮异型增生（WHO 分类）之间的关联性

藤井 诚志[1]

摘要 ● 在2019年修订的《WHO肿瘤分类：消化系统肿瘤》第5版中，食管鳞状上皮的肿瘤性病变被描述为异型增生（dysplasia）。与《WHO分类（第4版）》中使用的上皮内肿瘤的区别在于，修订版更重视细胞异型程度。长期以来，在日本被称作是表层分化型上皮内鳞状上皮癌和基底层置换型上皮内鳞状上皮癌的肿瘤性病变在《WHO分类（第4版）》的标准中被归类为低级别上皮内瘤变，但在《WHO分类（第5版）》中被归类为高级别鳞状上皮异型增生。此外，在日本和其他亚洲国家，高级别鳞状上皮异型增生被明确定义为包括原位癌。

关键词 上皮内肿瘤　鳞状上皮异型增生　上皮内瘤变　异型增生　WHO 分类第 5 版

[1] 横浜市立大学大学院医学研究科·医学部分子病理学
〒 236-004 横浜市金沢区福浦 3 丁目 9

前言——WHO分类从上皮内肿瘤（intraepithelial neoplasia）到异型增生（dysplasia）的转变

根据 2019 年修订的《WHO 肿瘤分类：消化系统肿瘤》第 5 版（以下简称《WHO 分类（第 5 版）》）的规定，不再使用"上皮内肿瘤（intraepithelial neoplasia）"这一术语。取而代之的是，"异型增生（dysplasia）"这一术语重新回归，它不仅适用于食管，也适用于其他消化器官。使用这些术语来进行病理诊断时，"上皮内肿瘤"和"异型增生"这两个术语有各自重视的表现作为诊断学基础。然而，在对活检组织标本进行病理诊断时，病理医师需要回答

的问题是：该病变是否需要治疗，还是可以进行随访观察。无论是哪种方式，这两个术语均需要给出一个明确的答案。理解现行 WHO 分类所提出的病理诊断学，在日本进行与此相当的病理诊断，也是符合全球标准的需要。

内镜图像和病理组织学图像相结合的重要性

随着窄带成像技术（narrow band imaging，NBI）与放大内镜联合使用的内镜诊断技术的改进，以及对有过量饮酒和吸烟这 2 个主要危险因素患者进行筛查的意识增强，许多食管以及咽部、喉部的浅表性鳞状上皮癌在早期阶段就可以被发现。内镜医师在筛查阶段就联合采用

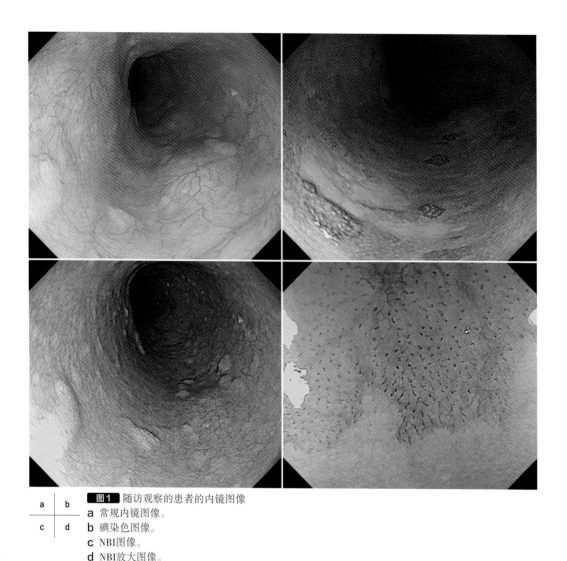

a	b
c	d

图1 随访观察的患者的内镜图像
a 常规内镜图像。
b 碘染色图像。
c NBI图像。
d NBI放大图像。

白光观察、NBI观察和碘染色等方法，利用每种内镜诊断学特征来检测病变。如果有的病变用某种方式（modality）或方法都很容易发现或者很难发现，那么病理医师必须意识到这是否是由于病理组织学的差异造成的。即使是病理医师，也要努力理解内镜诊断学，这是病理诊断学不可或缺的一部分。换句话说，内镜医师和病理医师分享内镜和病理组织学图像对改进诊断是非常重要的。事实上，在《WHO分类（第5版）》中关于鳞状上皮异型增生章节的编写过程中，就已经纳入了内镜图像，其中包含了日本的内镜图像。

图1、图2为距门齿24 cm胸部上部食管的浅表性病变的内镜图像。图1为初次活检时的内镜图像，可见一处碘不染色区域，同一区域的异型血管呈区域性增生，但异型血管的间隔并不规则，与周围黏膜的边界也有不清晰的地方。

所取活检的病理组织学图像为图3。在基底层和基底旁层区域，鳞状上皮扩大至中层，在其上方可见相当于乳头内毛细血管袢（intra-papillary capillary loop，IPCL）的微小血管发生移位。此外，还可观察到细胞异型度较低的基底层细胞，其细胞核类圆形、肿大，基底层

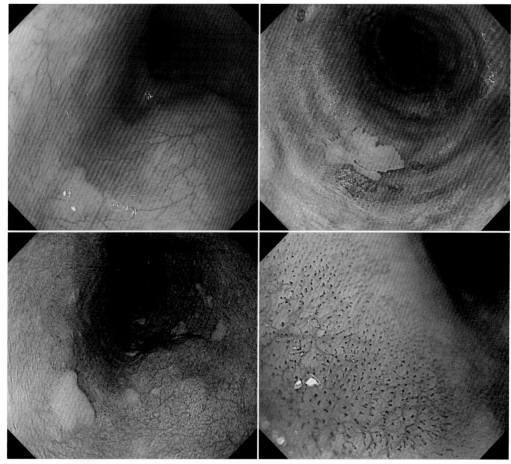

<table>
<tr><td>a</td><td>b</td></tr>
<tr><td>c</td><td>d</td></tr>
</table>

图2 1年后的内镜图像
a 常规内镜图像。
b 碘染色图像。
c NBI图像。
d NBI放大图像。

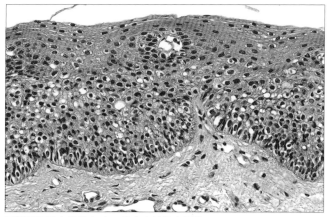

图3 图1内镜检查时HE染色中等放大图像

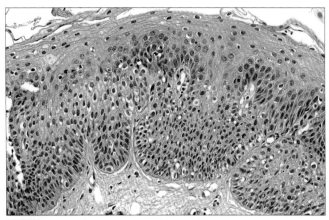

图4 图2内镜检查时HE染色中等放大图像

旁细胞也有类似的增生。此时，需要鉴别是低级别鳞状上皮异型增生还是基底层/基底旁层细胞增生，诊断也就停在了难以判定是否为肿瘤性的不典型鳞状上皮（atypical squamous epithelium）上。

该病变活检诊断1年后再次检查的内镜图像为**图2**，IPCL之间的间隔变得略窄，密集的IPCL和周围之间的界线也稍微变得清晰。在同一部位的活检病理组织学图像（**图4**）中，如内镜图像所反映的IPCL的间隔变得更窄，也可以清楚地看到IPCL的上移，直到中层都可以看到类似于基底细胞和基底旁细胞的低异型度细胞增生。基底细胞中可见核呈栅栏状（nuclear palisading）。棘状层的边界不像**图3**中那样缓。该活检的病理组织学图像的病理诊断相当于低级别鳞状上皮异型增生。在内镜医师和病理医师合作下，此后定期进行内镜检查，即使过了3年也没有诊断为癌，目前仍在接受随访观察。

就像本病例这样，在日常工作中，我们需要通过活检来确定异型上皮到底是异型增生还是过度增殖或炎症反应，但我们还是需要用清晰易懂的文字来表达所见结果。尽管鳞状上皮病变随着时间和空间会发生变化，但病理医师必须根据在某一时间点取的活检标本中发现的病理组织学图像来进行病理组织学诊断，而且必须给出肯定的诊断。因此，在使用异型增生这一名词进行诊断时，不要过于考虑时间或空间的延伸情况，要慎重地根据所见结果，遵循不对患者的利益产生损害的最低原则，将诊断内容告知临床医师。

本文以鳞状上皮异型增生为研究对象，所有的病理组织学图像都源自活检组织。当然了，对于没有必要治疗的病变，就不能采用内镜黏膜下层剥离术（Endoscopic Submucosal Dissection，ESD）等方法进行内镜切除。另外，即使是在内镜切除标本中发现的癌的边缘部分的图像，也不适合按实际活检的病理诊断来加以讨论，所以下文介绍活检的病理组织学图像。

《WHO分类（第5版）》中鳞状上皮异型增生的定义和分类方法

在2019年修订的《WHO分类（第5版）》中，将鳞状上皮异型增生定义为"没有浸润的、不可逆的肿瘤性变化的病变"。它基本上采用二分法，分为低级别异型增生和高级别异型增生。异型增生是结合细胞异型（如核增大、多形性、染色质增加、细胞极性消失、多层化）和结构异型（鳞状上皮有无分层现象来反映鳞状上皮细胞的成熟异常或成熟消失等）的所见来进行诊断的。

本文介绍了《WHO分类（第5版）》中采

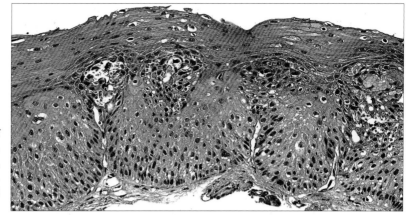

图5 HE染色中等放大图像。低级别鳞状上皮异型增生
［The WHO Classification of Tumours Editorial Board（eds）. WHO Classification of Tumours, Digestive System Tumours, 5th ed. IARC press, Lyon, 2019より転載］

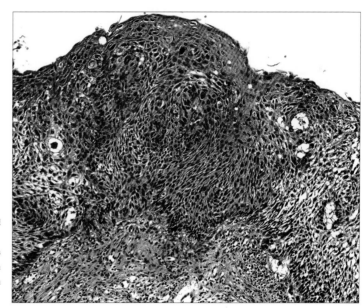

图6 HE染色中等放大图像。高级别鳞状上皮异型增生
［The WHO Classification of Tumours Editorial Board（eds）. WHO Classification of Tumours, Digestive System Tumours, 5th ed. IARC press, Lyon, 2019より転載］

用的鳞状上皮异型增生代表性活检病理组织学图像。如**图5**所示，在棍棒状粗大的上皮突起及其之间，可见 IPCL 向上方延伸并形成分支。基底细胞的栅栏式排列保持不变，但其上方整个上皮整体的下 1/3 层中，可见包含大型核的轻度异型细胞增殖。但是，表层中鳞状上皮细胞的成熟得以保持。如果用三分法来表述的话，则为轻度异型增生（mild dysplasia），与二分法的低级别鳞状上皮异型增生相当。另一方面，在**图6**中，在上皮下方 1/2 以上可见染色质增加、核肿大的重度异型细胞增殖。在最表层的部分中，虽然保持了向棘状细胞的分化，但阶段式的

分层结构的细胞分化成熟图像消失，在所有层中都能观察到异型细胞增殖。上皮的基底呈波浪状，但没有发现从上皮游离的浸润癌细胞巢。综上所述，《WHO 分类（第 5 版）》中将其定义为高级别鳞状上皮异型增生。

提出该病理组织学图像的病理诊断，有两个原因。一是重视细胞异型程度。在日本和其他亚洲国家，高级别鳞状上皮异型增生的诊断名称是包含原位癌（carcinoma in situ，CIS）的。换句话说，日本长期以来所认可的 CIS 的诊断标准，即有高度核异型的细胞优先置换上皮基底层，在欧美国家和日本之间没有差异，这在

WHO 分类的诊断标准中也得以确立。另一个则是，不能将波浪状的基底膜解释为浸润，但在这种类型的病变中，在其他部位也常常发现浸润巢。众所周知，欧美国家对于浸润的诊断标准很严格，浸润不明显时就不能判断为浸润。对于本病理组织学图像的基底部分，当然不需要讨论浸润的可能性，但对于这种类型的病变必须要意识到是需要进行治疗的。

《WHO 分类（第4版）》中上皮内肿瘤与《WHO 分类（第5版）》中鳞状上皮异型增生之间的区别

《WHO 分类（第4版）》中，根据有无细胞异型和结构异型，以上皮的 1/2 为边界进行判断，分为低级别上皮内肿瘤和高级别上皮内肿瘤。也就是说，细胞异型和结构异型停留在上皮的 1/2 层，则视为低级别上皮内肿瘤；若细胞异型和结构异型超过上皮的 1/2 层，延伸到表层，则定义为高级别上皮内肿瘤。这是一个适合病理诊断再现的诊断标准。然而问题在于，在日本和其他亚洲国家，普遍认识到在基底层置换型肿瘤性病变中细胞异型存在差异。在修订时，考虑到要改变这一点，所以展示了病理组织学图像，同时形成了本篇文章。

总结这些变化点，《WHO 分类（第5版）》中将上述细胞异型视为轻度，异型细胞局限于上皮的基底层侧 1/2 层的被认为是低级别鳞状上皮异型增生。如果异型细胞达到了表层侧的 1/2，即使细胞异型度不高，也被认为是高级别鳞状上皮异型增生。并且，不考虑异型细胞波及上皮的哪个部分（regardless of the extent of epithelial involvement），只要有高度异型的细胞在上皮内延伸，则视为高级别鳞状上皮异型增生。

此外，在日本和其他亚洲国家，高级别鳞状上皮异型增生这个诊断名称包含了 CIS，这样就可以明确表达是否需要治疗。如前文所述，有必要使用与治疗必要性判断直接相关的诊断

标准。根据《WHO 分类（第4版）》的标准，在日本被称为表层分化型上皮内鳞状上皮癌、基底层置换型上皮内鳞状上皮癌的肿瘤性病变被纳入低级别上皮内瘤变。为了改变这种偏差，我们得到许可将上述描述加入本文。

在对细胞异型为重度的表层分化型上皮内鳞状上皮癌、基底层置换型上皮内鳞状上皮癌病变整体进行观察时，如果发现浸润性癌巢，通过活检诊断为早期阶段，还是需要进行治疗的，以确保患者不会受到不利影响。因此，不能忽视遗传异常的相关知识，但是相关论述在《WHO 分类（第5版）》中，只在发病机制（pathogenesis）部分简单提及。而且，在分子病理诊断（diagnostic molecular pathology）这一部分中，也仅仅指出没有临床相关性（not clinically relevant），这就是目前 WHO 的分类方法。

不过，我们还是要简单介绍一下迄今为止的分子病理学相关认识，有关异型增生的基因组突变分析主要集中在 TP53 基因上。在异型增生中也观察到错义突变，所以有报告指出其有助于从异型增生发展为食管癌。对于表观遗传学异常，已经发现 p16 基因启动子甲基化的发生率为 4% ~ 38%。此外，关于诊断异型增生有用的免疫组织化学染色，有报告指出称 p53 和 CD44 蛋白在异型增生中过度表达，但在非肿瘤性的鳞状上皮中并未发现。当然，这些都只是停留在研究层面上，还不足以应用于临床实践。目前，关于黏膜内肿瘤都是根据形态学所见进行诊断的，对其进行基因组分析并积累数据是非常重要的。

下面介绍一下日本国立癌症研究中心进行的产学联合全国癌症基因组筛查项目 SCRUM Japan 启动时的报告，该报告是在《WHO 分类（第5版）》中将 CIS 纳入高级别鳞状上皮异型增生之前发布的。在日本，被诊断为无浸润的 CIS 标本被提交至美国临床实验室改进法案修正案（Clinical Laboratory Improvement Amendments, CLIA）认证的实验室，进行下一代测序（next-

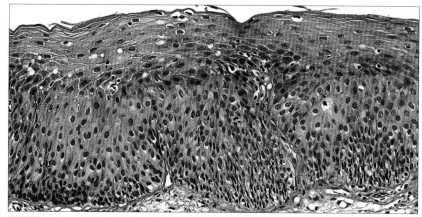

图7 HE染色中等放大图像。低级别鳞状上皮异型增生的候选病理组织学图像

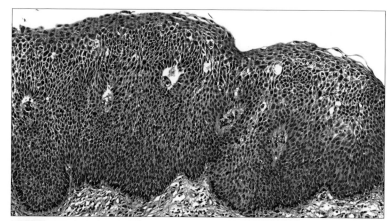

图8 HE染色中等放大图像。高级别鳞状上皮异型增生的候选病理组织学图像

generation sequencing, NGS）分析；该系统在分析病理标本时，如果美国实验室的病理医师不诊断为癌，就不进行分析；如诊断为异型增生，分析也会停止。对于这样的问题，需要组织网络会议，解释日本、欧美国家对鳞状上皮病变诊断标准的差异，寻求相互的理解。现在，对于黏膜内肿瘤性病变已经顺利地开始进行分析。事实上，通过 NGS 小组分析，在鳞状上皮的黏膜内肿瘤性病变中，也确实发现了基因组异常，相关数据也在不断积累中。根据《WHO 分类（第5 版）》的诊断标准，可以说基因组分析支持高级别鳞上皮异型增生（包含原位癌）是一种具有基因异常的肿瘤性病变。

细胞异型度的判断

当细胞异型度很高时，诊断为高级别鳞状上皮异型增生。在日本和其他亚洲国家，原位鳞状细胞癌也被纳入其中。当然，需要写清楚到什么程度、有什么样的表现，才将其视为高度细胞异型。但达成全世界的共识，是一个极其困难的课题。

下文介绍的是作为候选而未进行展示的病理组织学图像。**图 7** 是低级别鳞状上皮异型增生候选病理组织学图像，**图 8** 是高级别鳞状上皮异型增生候选病理组织学图像。关于**图 7**，想判断为轻度异型增生，但表现不充分，无法排除非肿瘤性上皮，所以没有将其展示。关于

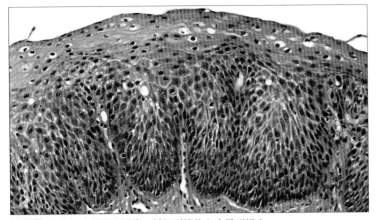

图9 HE染色中等放大图像。低级别鳞状上皮异型增生

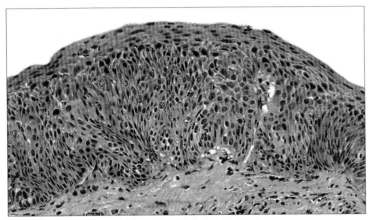

图10 HE染色中等放大图像。高级别鳞状上皮异型增生

图8，在靠近表层附近有异型细胞增殖，表层侧核分裂的图像和角化不良的细胞随处可见。表层侧勉强残留了一些成熟鳞状上皮细胞。考虑到可以展示的病理组织学图像有限，为了表现由细胞异型度较高的细胞组成上皮内肿瘤性病变作为CIS，所以展示了有更高细胞异型度的病理组织学图像来达成共识，因此最后展示了图6，而不是图8。

图8中的细胞不整齐、染色质浓染和核形态不规则都不如图6。与图6相比，图8中由单一（monotonous）异型细胞组成。均匀性（uniformity）和非均匀性（non-uniformity）可能是解释细胞异型度差异的一个好的指标。除了细胞异型度外，图6中还可以发现局部细胞

呈流水样改变（streaming）。换句话说，存在有序排列的非均匀性（non-uniformity），是结构异型度较高的病变。我们认为，在有限的文字里很难说清细胞的异型度，而且异型度的差异也难以表达完整，因此需要大量的病理组织学图像。另外，为了达成全球性的共识来表述细胞异型度和结构异型度的阶段性差异（图9和图10），今后应与明确展示的病理组织学图像放在一起进行讨论。

多发碘不染色区患者鳞状上皮异型增生的病理组织学诊断

有时会遇到有多发性碘不染色区（multiple Lugol voiding lesions，mLVLs）的筛检对象进

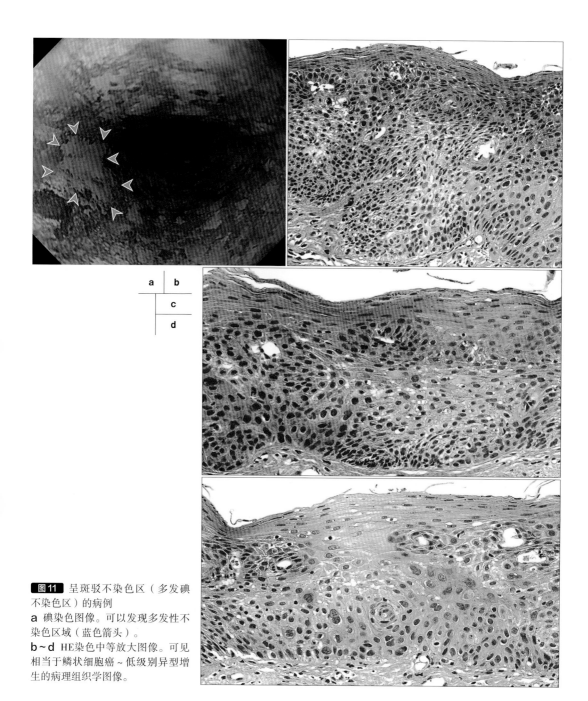

图 11 呈斑驳不染色区（多发碘不染色区）的病例
a 碘染色图像。可以发现多发性不染色区域（蓝色箭头）。
b~d HE染色中等放大图像。可见相当于鳞状细胞癌～低级别异型增生的病理组织学图像。

行活检的情况（**图 11a**）。此时，往往有多个部位的活检。在活检标本中，常常可见伴有基底伸长的鳞状上皮癌以及停留在低级别鳞状上皮异型增生范畴的病理组织学图像（**图 11b ~ d**）。碘不染色区的形状和大小也很重要，病理医师应了解从何种不染色区采集的活检标本会出现出何种病理组织学图像，并积累相关经验，以便提醒临床医生病变为早期癌，需要进行治疗。

异型增生的随访观察

在实际的病理诊断中，病理医师在病变时

空变化过程中的一点对其进行评估。如前文所述，既有密切随访接受筛查的患者，也有放弃筛查的情况。此时，在什么样的情况下病变会进展或者不进展，理解把握这一情形，对于考虑活检病理诊断的意义是极具价值的。如前所述，如果病变已经发展到一定程度，可能会在较短的时间内发展成癌，但也存在相反的情况。

在本次的《WHO 分类（第 5 版）》中，对于异型增生的预后，记载了以下的报告。数据显示，临床病理学诊断为轻度、中度和重度异型增生的病变在 3.5 年内转化为鳞状上皮癌的比例分别为 5%、27% 和 65%。此外，13.5 年后，向鳞状上皮癌的转化率将进一步升高，分别为 24%、50% 和 74%。这些论文显示了通过内镜进行筛检的重要性，以及在时间和空间上进行准确的病理诊断的意义。遗憾的是，其中并没有使用日本引以为傲的内镜诊断技术来对异型增生病变进行随访观察的相关数据，对于该文献数据和诊断标准有待商榷，但是要对其进行讨论，就需要拿出日本自己的论文报告。与欧美国家相比，日本的筛检间隔通常较短，因此在日本要拿出这样的数据很困难。我们认为，在各家医院层面或个人层面，切实掌握病变的实际情况，并在日常诊断中利用这些信息才是最重要的。

结语

鳞状上皮黏膜内肿瘤是可以通过内镜检查发现的病变，内镜能发现病变的理由是，病理组织学上精准地提取与正常鳞状上皮不同的表现，并将内镜所见与病理组织学所见联系起来，这样的观点很重要。《WHO 分类（第 5 版）》中使用“异型增生”一词来描述食管上皮内肿瘤，但是其目的是和以前一样，即病理诊断要有助于临床判断，是进行随访观察还是治疗等。为了使日本引以为豪的精密内镜诊断学获得世界公认，病理医师也有必要了解日本对于病理标本的处理和检索方法。我们认为，参与癌症报告国际合作组织（International Collaboration on Cancer Reporting，ICCR）的工作或通过共同执笔国外教科书等形式，参与全球标准的制定也很重要。

毫无疑问，异型增生是通过内镜医师和病理医师共同合作做出诊断的领域之一。在这次的 WHO 分类修订中，将日本和其他亚洲国家所认识的表层分化型上皮内鳞状上皮癌 / 基底层置换型上皮内鳞状上皮癌正式确认为高级别鳞上皮异型增生和原位癌，这是所有多年来投身于该领域诊断学研究的各位前辈们的成果。

参考文献

[1]The WHO Classification of Tumours Editorial Board（eds）. WHO Classification of Tumours, Digestive System Tumours, 5th ed. IARC press, Lyon, 2019.

[2]Bosman FT, Carneiro F, Hruban RH, et al（eds）. World Health Organization Classification of Tumours of the Digestive System, 4th ed. IARC press, Lyon, 2010.

[3]Gao H, Wang LD, Zhou Q, et al. p53 tumor suppressor gene mutation in early esophageal precancerous lesions and carcinoma among high-risk populations in Henan, China. Cancer Res 54: 4342-4346, 1994.

[4]Nie Y, Liao J, Zhao X, et al. Detection of multiple gene hypermethylation in the development of esophageal squamous cell carcinoma. Carcinogenesis 23: 1713-1720, 2002.

[5]Roth MJ, Abnet CC, Hu N, et al. p16, MGMT, RARbeta2, CLDN3, CRBP and MT1G gene methylation in esophageal squamous cell carcinoma and its precursor lesions. Oncol Rep 15: 1591-1597, 2006.

[6]Ishii T, Murakami J, Notohara K, et al. Oesophageal squamous cell carcinoma may develop within a background of accumulating DNA methylation in normal and dysplastic mucosa. Gut 56: 13-19, 2007.

[7]Adams L, Roth MJ, Abnet CC, et al. Promoter methylation in cytology specimens as an early detection marker for esophageal squamous dysplasia and early esophageal squamous cell carcinoma. Cancer Prev Res（Phila） 1: 357-361, 2008.

[8]Muto M, Hironaka S, Nakane M, et al. Association of multiple Lugol-voiding lesions with synchronous and metachronous esophageal squamous cell carcinoma in patients with head and neck cancer. Gastrointest Endosc 56: 517-521, 2002.

[9]Dawsey SM, Lewin KJ, Wang GQ, et al. Squamous esophageal histology and subsequent risk of squamous cell carcinoma of the esophagus. A prospective follow-up study from Linxian, China. Cancer 74: 1686-1692, 1994.

[10]Wang GQ, Abnet CC, Shen Q, et al. Histological precursors of oesophageal squamous cell carcinoma: results from a 13 year prospective follow up study in a high risk population. Gut 54: 187-192, 2005.

[11]Lam AK, Bourke MJ, Chen R, et al. Dataset for the reporting of carcinoma of the esophagus in resection specimens: recommendations from the International Collaboration on Cancer Reporting. Hum Pathol 114: 54-65, 2021.

[12]Fujii S, Lam AK. Macroscopic assessment and sampling of endoscopic resection specimens for squamous epithelial

malignancies with superficial involvement of esophagus. Methods Mol Biol 2129: 63–81, 2020.

Summary

Relationship Between Esophageal Intraepithelial Neoplasia and Squamous Dysplasia (WHO Classification)

Satoshi Fujii[1]

The fifth edition of the 2019 WHO (World Health Organization) Classification of Tumours: Digestive System Tumours has used dysplasia as terminology for neoplastic lesions of the squamous esophageal epithelium. Its difference from intraepithelial neoplasia, used in the fourth edition of the 2010 WHO classification, is the further emphasis on the degree of cellular atypia. Superficial differentiated intraepithelial squamous cell carcinoma or basal replacement type intraepithelial squamous cell carcinoma, which has long been recognized as intraepithelial squamous cell carcinoma in Japan and Asia, was classified into low–grade intraepithelial neoplasia based on the criteria of the fourth edition of the 2010 WHO classification ; however, they are classified as high–grade squamous dysplasia in the 2019 WHO classification. Furthermore, high–grade squamous dysplasia has included squamous cell carcinoma in situ in Japan and Asia.

[1]Department of Molecular Pathology, Yokohama City University Graduate School of Medicine, Yokohama, Japan.

食管上皮内肿瘤的内镜研究

——以 ESD 切除病例为基础

竹内 学[1]

高纲 将史

加藤 卓[2]

味冈 洋一

摘要● 根据《食管癌处理规约（第11版）》关于食管上皮内肿瘤（IN）的定义，笔者研究了在本院进行ESD后组织病理学诊断为IN的19个病变的内镜特征。常规观察病变呈正常色调或淡红色、白色色调的平坦型占多数，这使得其发现极为困难。NBI非放大观察，约70%病变呈淡茶色区域，NBI放大观察，肉眼可见的血管中A型血管最多（约60%）。此外，在碘染色中，所有病例都呈淡染，其边缘为稍微圆润的类圆形，而不是在癌中常见的不规则形状。超放大内镜对6个病变的细胞核进行观察，结果显示，与熊谷分类1型相比，所有病例都有核肿大和核异型、核密度轻度增加，核排列紊乱，我们认为这可能有助于IN的诊断。此外，IN有3种存在模式：①在主病灶边缘连续存在；②在主病灶附近非连续存在；③单独存在。存在模式不同，发现IN的契机也不同。单独存在的7个病变都是通过常规观察和NBI观察发现的，所以不仅要通过碘染色，通过常规观察和NBI观察来捕捉颜色淡淡的变化是十分重要的。

关键词　食管上皮内肿瘤　常规观察　碘染色　NBI　超放大内镜

[1] 長岡赤十字病院消化器内科　〒940-2085 長岡市千秋 2 丁目 297-1

E-mail : yasuzuka2000@yahoo.co.jp

[2] 新潟大学大学院医歯学総合研究科分子・診断病理学分野

前言

在 2015 年出版的《食管癌处理规约（第11版）》中，笔者作为内镜审查委员会成员，将"不能称之为癌的上皮内异型病变"定义为食管上皮内肿瘤（intraepithelial neoplasia，IN）。因此，应该注意的是，与《食管癌处理规约（第10版）》中将 IN 亚分类为低级别/高级别的定义不同，这里的 IN 不包括上皮内癌。在第 10 版中，轻度异型细胞超过上皮 1/2 或发现高度异型细胞，则定义为高级别 IN，病理医师也诊断为上皮内癌。另一方面，2019 年的《WHO 分类（第 5 版）》中，在良性上皮肿瘤和癌前病变（benign epithelial tumours and precursors）一项中增加了鳞状上皮异型增生（squamous dysplasia），并建议根据细胞异型和结构异型的程度亚分类为低级别/高级别。因此，这导致了各种病理学和临床问题的出现，例如：如何去考虑《食管癌处理规约（第11版）》中判定为肿瘤而不是癌，与《WHO 分类（第 5

版）》之间的相关性如何？它是像胃和结肠腺瘤一样的良性肿瘤吗？还是会随着时间的推移发展为癌？在发现时应该立即切除还是进行随访观察？等等。

目前已有各种关于内镜诊断的研究。有研究报告了怀疑为异型增生（dysplasia）的内镜表现，其特征为：大小在 5 mm 以上，边界清晰，形状不规则但相对整齐，边缘略显圆润，有不规则不染区，不染区的表面碘染后稍呈淡染。然而，迄今为止，尚未发现有对《食管癌处理规约（第 11 版）》中所定义的 IN 进行详细内镜研究的报告。因此，本文拟对 IN 的内镜特征进行研究并加以报告。

对象和方法

本次研究对象为 2016 年 4 月—2021 年 6 月在本院进行了食管内镜黏膜下层剥离术（endoscopic submucosal dissection，ESD）的病变中，病理组织学诊断为 IN 的 18 例患者 19 个病变。这些 IN 病变主要是对主病灶食管鳞状上皮癌（esophageal squamous cell carcinoma，ESCC）进行 ESD 治疗时发现的，在所有的病变附近都进行了标记，并与切除标本和病理组织学图像进行了准确对比。在病理组织学方面，根据 HE 染色图像中细胞异常、结构异常、分界面（front）的形成以及细胞分化异常这 4 个方面，由 2 名消化道病理医师进行诊断，所有病例均参考了 Ki-67 及 p53 免疫染色结果，诊断为 IN。

研究内容包括：①临床背景因素；② IN 的内镜表现：（a）常规观察的颜色，（b）肉眼形态，（c）NBI 非放大观察中茶褐色区域（brownish area，BA）的有无，（d）NBI 放大观察中日本食管学会（Japan Esophageal Society，JES）分类血管的表现，（e）碘染色情况及其形状，（f）粉红征（pink color sign，PC sign）的有无，（g）背景黏膜中碘不染色区域（Lugol-voiding lesions，LVLs）的程度；③超放大内镜（endocytoscopy system，ECS）的表现；④我

们对 IN 的存在模式及发现契机进行了探讨。此外，对于②中的（g），我们参考了 Muto 等的报告，对病变周围 LVLs 的程度进行了分类并加以评估，即分为以下 3 类：Ⅰ组，没有明显的不染色区；Ⅱ组：有 1 ~ 10 个不染色区；Ⅲ组：有 10 个以上的不染色区。另外关于③，我们参考了熊谷等关于食管病变 ECS 分类的报告，以细胞核的肿大、异型、密度、排列为基础，将其分为 1 ~ 3 型，并进行了评估。

结果

1. 临床背景因素的研究（表1）

年龄中位数（范围）为 72 岁（59 ~ 87 岁），男性 12 例，女性 6 例。有饮酒史及吸烟史的分别为 14 例（77.8%）、13 例（72.2%），与一般的 ESCC 相同，存在男性多，有饮酒史、吸烟史的病例也多的倾向。关于 IN 的部位，在 19 个病变中，胸部中部食管（Mt）区域最多，有 12 个病变（63.2%），病变部位也与 ESCC 有同样的倾向。肿瘤直径的中位数（范围）为 5 mm（2 ~ 15 mm），与 ESCC 相比，有更小的倾向。

2. IN 的内镜所见研究（表2）

常规观察，与周围颜色没有差异的正色调的有 8 个病变（42.1%），呈淡红色调的有 7 个病变（36.8%），呈较淡褪色调及发红、褪色混合存在的均有 2 个病变（10.5%），通过常规观察颜色变化来发现 IN 比较困难。另外在

表1　临床背景因素

IN	18 例，19 个病变
年龄中位数（范围）	72 岁（59 ~ 87 岁）
性别（男性：女性）	12 : 6
饮酒史	14（77.8%）
吸烟史	13（72.2%）
病变所在部位（Ce : Ut : Mt : Lt : Ae）	1 : 3 : 12 : 3 : 0
肿瘤直径中位数（范围）	5 mm（2 ~ 15 mm）

Ce：颈部食管；Ut：胸部上部食管；Mt：胸部中部食管；Lt：胸部下部食管；Ae：腹部食管

表2 IN的内镜所见结果

IN	19个病变
色调（正色调：淡红/淡褪色：混合存在）	8：9：2
肉眼形态（0-Ⅱa：0-Ⅱb：0-Ⅱc）	0：16：3
BA（无：有）	6：13
JES分类（无：A：B1）	6：11：2
碘染色（正染：淡染：不染）	0：19：0
淡染/不染色的形状（形状不规整：类圆形）	0：19
粉红征（无：有）	19：0
多发LVLs（Ⅰ：Ⅱ：Ⅲ）	8：7：4

表3 IN的超放大内镜所见

IN	6个病变
核肿大（无：轻度：重度）	1：5：0
核异型（无：轻度：重度）	3：3：0
核密度（低：高）	1：5
核排列紊乱（无：有）	2：4
1型：2型：3型	1：5

肉眼观察中，呈轻度凹陷0-Ⅱc型的只有3个病变（15.8%），其他16个病变全部呈平坦型的0-Ⅱb型。

NBI非放大观察发现BA的有13个病变（68.4%），占总数一半以上，但全部都是淡淡的BA，没有在ESCC中见到的那种明显的色调变化。有6个病变（31.6%）没有观察到BA。通过NBI放大观察JES分类，发现11个病变（57.9%）有轻度扩张和排列紊乱，但这11个病变都呈A型血管，不伴有乳头内毛细血管袢（intra-papillary capillary loop，IPCL）改变的4个征象。另外，有6个病变（31.6%）中观察不到血管，有2个病变（10.5%）中在

病变部分区域可以发现B1型血管。

碘染色观察，所有病例都呈淡染，没有发现任何1例不染或染色正常的病变。但是，呈淡染区域的边缘并不像ESCC中常见的那种不规整的形状，所有病例的边缘都呈整齐、圆润的类圆形。并且，在淡染区中，没有任何1个病变表现出粉红征。另外，关于病变周围背景黏膜LVLs的程度，Ⅰ组有8个病变，Ⅱ组、Ⅲ组分别有7个病变、4个病变。Ⅲ组的发生率为21.1%（4/19），比之前报告的ESCC中的发生率更低。

3. IN的超放大内镜所见的研究（图1，表3）

与非肿瘤性食管上皮的ECS所见（图1a）相比，IN的表现被分为以下几种类型：只有核密度增加的病变（图1b）；有轻度核异型和核密度增加，甚至排列紊乱的病变（图1c）；伴有轻度核肿大的病变（图1d）。在进行ECS观察的6个病变中，发现5个病变有轻度的核肿大，3个病变有轻度的核异型。另外还发现5个病变核密度上升，4个病变核排列紊乱，与非肿瘤病变相比，存在核肿大与核密度的变化较多的倾向。综上所述，熊谷分类1型的仅有1个病变，在6个病变中有5个病变（83.3%）被分类为熊谷分类2型。

4. IN的存在模式和发现契机（表4）

我们对IN与主病灶之间的关联存在进行研究，将其分为A~C 3种模式。A模式为连续存在于主病灶的边缘，B模式为存在于距离主病灶附近稍远的部位，C模式为单独存在。A模式有4个病变，B模式有8个病变，C模式有7个病变，我们发现B模式以及C模式较多。在发现契机方面，在C模式中，通过白光观察

表4 IN的发现契机和存在类型

发现契机	A模式 与主病灶连续（n=4）	B模式 在主病灶附近（n=8）	C模式 单独存在（n=7）	P值
白光/NBI：碘染色	1：3	4：4	7：0	<0.01
多发LVLs（Ⅰ：Ⅱ+Ⅲ）	0：4	4：4	4：3	n.s.

n.s.：无显著性差异（not significant）。

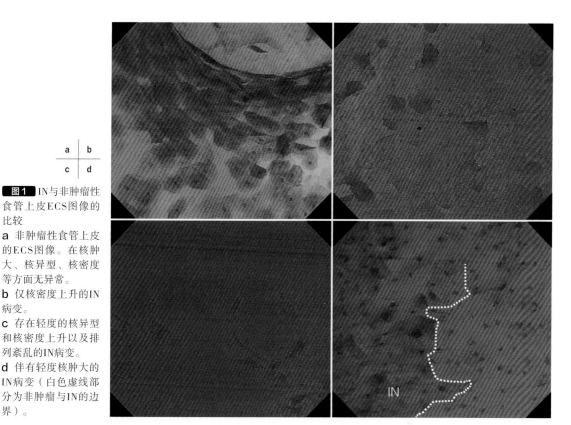

<table>
<tr><td>a</td><td>b</td></tr>
<tr><td>c</td><td>d</td></tr>
</table>

图1 IN与非肿瘤性食管上皮ECS图像的比较

a 非肿瘤性食管上皮的ECS图像。在核肿大、核异型、核密度等方面无异常。

b 仅核密度上升的IN病变。

c 存在轻度的核异型和核密度上升以及排列紊乱的IN病变。

d 伴有轻度核肿大的IN病变（白色虚线部分为非肿瘤与IN的边界）。

或者NBI观察发现的病变较多；在A模式中，通过碘染色发现的病变较多。特别是所有的C模式都是通过白光、NBI观察被发现的，与其他类型相比有显著性差异。

在背景黏膜中多发LVLs的程度方面，A模式的4个病变全部为Ⅱ/Ⅲ组，B模式中Ⅰ组和Ⅱ/Ⅲ组的各有4个病变，C模式中Ⅰ组有4个病变，Ⅱ/Ⅲ组有3个病变，虽然没有显著差异，但是B模式和C模式中背景黏膜的碘不染色区有较少的倾向。下面展示具体的病例。

1）A模式（与主病灶连续）（**图2**）

[**病例1**] 60多岁的男性。

常规观察发现从距门齿32～36 cm食管中段后壁～右侧壁有轻度发红凹陷的区域，但是在主病灶肛侧通过常规观察未能发现异常（**图2a**）。NBI非放大观察，主病灶呈区域性BA，但是在其肛侧也没有观察到BA（**图2b**）。NBI中等放大观察，在主病灶肛侧观察

到略微扩张的血管区域（**图2c**）。高倍放大观察，虽发现血管扩张和形状不一，但诊断为A型血管。通过两点标记设定了关注区域（**图2d**）。同部位碘染色可见少许边缘不规整的淡染色区（**图2e**）。ESD切除标本的碘染色图像中，夹在标记A和B之间的淡染色区是关注区域（**图2f**），10号切片的HE染色图像，在基底层2/3左右发现轻度异型细胞增生，核密度稍增高（**图2g**），Ki-67染色中则只有基底旁细胞的几层为阳性（**图2h**），p53染色为阴性，因此诊断为IN（**图2i**）。

2）B模式（在主病灶附近）（**图3**）

[**病例2**] 70多岁的男性。

常规观察在距门齿36 cm食管中段前壁发现20 mm大淡淡发红的平坦病变（**图3a**），NBI非放大观察除了在前壁发现了较淡的BA以外，未能发现其他的异常（**图3b**）。碘染色后，主病灶附近的**图3c**中，在黄色箭头部

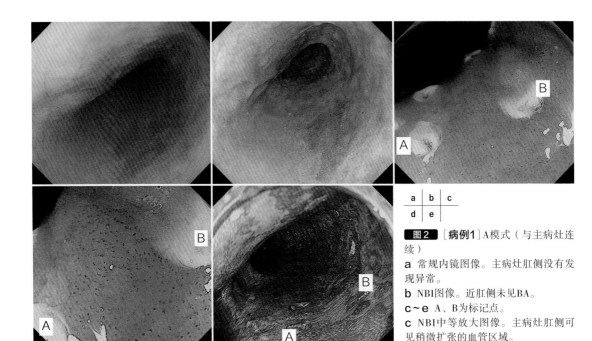

a | b | c
d | e

图2 [病例1]A模式（与主病灶连续）

a 常规内镜图像。主病灶肛侧没有发现异常。

b NBI图像。近肛侧未见BA。

c~e A、B为标记点。

c NBI中等放大图像。主病灶肛侧可见稍微扩张的血管区域。

d NBI高倍放大图像。虽然观察到血管扩张和形状不均匀，但诊断为A型血管。

e 同部位的碘染色图像。可见少许边缘不规整的淡染色区。

位发现了边缘比较整齐的淡染色区，粉红征阴性（**图3d**），但银色征呈淡淡的阳性，所以将其作为关注区域（**图3e**）。切除标本碘染色后，**图3f**的黄色箭头部分相当于关注区域，在14号切片HE染色图像中，从基底层到表层均可见异型细胞的增生，且缺乏表层分化，但是核异型程度较轻（**图3g**）。另外，Ki-67以及p53阳性细胞均仅在基底旁细胞数层中发现，p53阳性细胞与Ki-67阳性细胞的范围相同，因此诊断为IN（**图3h、i**）。

3）C模式（单独存在）（**图4**）

[**病例3**] 60多岁的男性。

常规观察在距门齿31 cm食管下段后壁发现5 mm大淡淡发红的平坦病变（**图4a**）。NBI非放大观察可见区域性淡淡的BA（**图4b**），NBI放大观察可见部分扩张明显的血管，但判断为A型血管（**图4c、d**）。在碘染色中，边缘有不规则且不明显的淡染色区，对

其进行了2点标记（**图4e**）。切除标本碘染色，与内镜图像相同，呈淡染色区（**图4f**），在感兴趣区域的9号切片的HE染色图像中，我们发现在基底层1/3左右有轻度核异型，且核密度稍高（**图4g**）。Ki-67阳性细胞仅仅在基底旁层2~3层被发现，没有明显增加（**图4h**），p53阳性细胞为阴性，因此诊断为IN（**图4i**）。

讨论

《食管癌处理规约（第11版）》中，IN的定义为"判定为起源于上皮的构造并由细胞的异型而来的肿瘤，排除癌之外的上皮内病变"，根据之前的相关记载，本病变被称为异型增生（dysplasia）。在第10版中也使用了IN这一用语，但是根据肿瘤细胞在上皮内的比例被分类为低级别/高级别这两类，高级别中包含了上皮内癌。因此，第10版和第11版

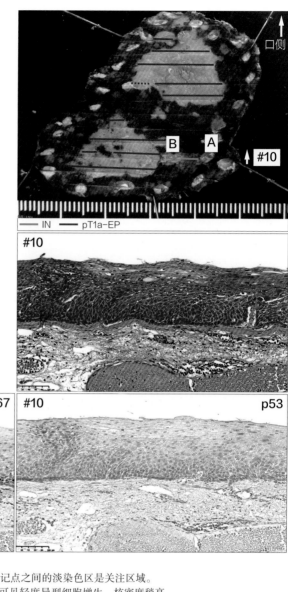

图2（续）

f ESD切除标本的碘染色图像。夹在A、B标记点之间的淡染色区是关注区域。

g 10号切片的HE染色图像，基底层2/3左右可见轻度异型细胞增生，核密度稍高。

h、i Ki-67染色图像（h）只有基底旁细胞的几层为阳性，p53染色（i）为阴性，因此诊断为IN。

中的 IN 的意义并不相同。另外，在难以鉴别异型细胞是肿瘤还是非肿瘤性（炎症性）异型的情况下，不把它当成 IN，而是当成"不典型上皮（atypical epithelium）"或"不典型上皮，不确定是否为肿瘤（atypical epithelium, indefinite for neoplasia）"等，我们认为从内镜医师的角度来看，这是非常容易混淆的情况。

鉴于以上的过程，本系列在该领域的最后

一个特辑是《食管鳞状上皮异型增生——围绕诊断和处理》。其中门马等根据内镜所见，将异型增生分为以下 3 类，即：①呈白色或发红色调，表面光滑且碘染色呈淡染的轻度隆起型；②呈较淡的发红色调，NBI 观察未见 IPCL 增生的 BA，碘染色为表面淡染的轻度凹陷型；③形状不规则的淡染，有时内部伴有浓染的平坦型。在本次研究中，由于是以与异型增生定义

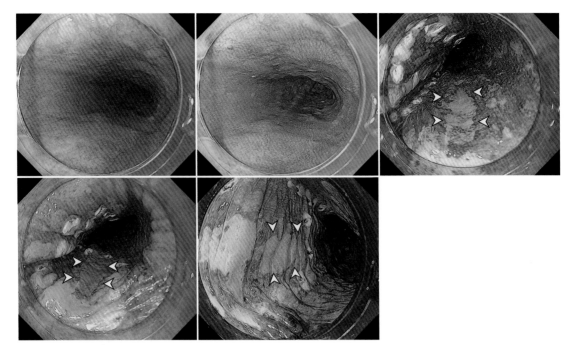

a	b	c
d	e	

图3 ［病例2］B模式（在主病灶附近）

a 常规内镜图像。Mt前壁可见20 mm大小淡淡发红的平坦病变。

b NBI非放大图像。除了在前壁发现较淡的BA以外，未能发现异常。

c 碘染色图像。在主病灶附近黄色箭头部位可见边缘比较规整的淡染色区。

d、e 碘染色图像中可见局部粉红征阴性（d），但NBI非放大图像中，银色征呈淡淡的阳性（e）。

不同的 IN 作为研究对象，所以肉眼类型除了 3 个病变呈轻度凹陷以外，其他所有的病变都是呈平坦型的 0-Ⅱb 型，而且颜色都是与周围黏膜没有色调差的正色调或者是有非常淡的色调变化。因此，IN 的常规观察特征是平坦型的 0-Ⅱb 型，呈正色调或较淡的发红或者白色，但是这在常规观察中发现非常困难。同时，在 NBI 观察中，31.6%（6/19）的 IN 也没有表现为 BA，即使是呈 BA 的病变也只有极淡的色调变化。另外，NBI 放大观察中，在能够识别到血管的 13 个病变中，有 11 个病变呈异型较弱的肿瘤和炎症中所见的 A 型血管。据此，我们认为 NBI 观察 IN 的特征性所见为淡 BA，呈 A 型血管。

另一方面，碘染色观察，没有发现浓染和明显的不染色区，所有病例都呈淡染，反映 IN 的表层分化。其形状不规则，呈稍显圆润的类

圆形，这与此前报告的异型增生的碘染色情况相同。另外，在癌中没有发现常见的粉红征阳性病例，所有病例都是阴性，这也被认为是发现 IN 的重要表现。IN 背景黏膜碘染色后，一般认为斑驳食管占多数，在此次研究中，没有发现淡染色区和不染色区的 Ⅰ 组占 42.1%（8/19）。所以，除了 ESCC 的高危人群，对于其他人群也有必要进行仔细观察。

迄今为止，对异型增生一般进行常规观察、NBI 观察以及色素观察，在难以诊断时，推荐增加活检。但是活检组织较小时，在病理学上进行判断也令人迷茫，因此要准确诊断 IN 很困难。近几年来，作为光学活检的 ECS 被开发出来，这使得在生物体内实时进行接近于病理组织学的诊断变为现实，以细胞水平的观察为基础，有专家提出了 ECS 分类，并被应用于临床。本次只对 6 个 IN 病变进行了 ECS 观察，将其

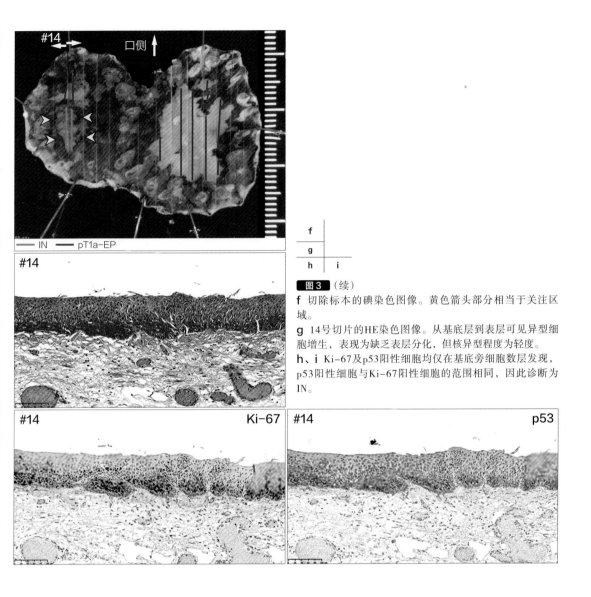

图3（续）

f 切除标本的碘染色图像。黄色箭头部分相当于关注区域。

g 14号切片的HE染色图像。从基底层到表层可见异型细胞增生，表现为缺乏表层分化，但核异型程度为轻度。

h、i Ki-67及p53阳性细胞均仅在基底旁细胞数层发现，p53阳性细胞与Ki-67阳性细胞的范围相同，因此诊断为IN。

与核密度和N/C占比低且没有核异型的熊谷分类1型进行比较后发现，虽然是轻度的变化，但依然发现了核的肿大及异型，核密度也高，并确认了排列的紊乱，因此我们认为IN相当于熊谷分类2型。IN的病理组织学图像中，在基底旁细胞附近发现了异型细胞，由于表层存在有分化倾向的细胞，我们认为虽然表层的细胞异型比癌弱，但ECS还是捕捉到了与正常黏膜相比呈轻微异型的表现。因此，这表明在以往使用内镜观察无法进行诊断的情况下，ESC的观察结果可能对诊断有帮助。

总结一下本次研究的19个IN病变所在位置的情况，可以分为以下3种类型：①连续存在于主病灶边缘（A模式）；②不连续存在于主病灶附近（B模式）；③单独存在（C模式）。在A模式中，背景黏膜大多为碘淡染色区或不染色区，IN的发现契机是通过碘染色被首次发现，而C模式虽然在背景黏膜中没有什么特征，但比起A/B模式，在常规观察及NBI观察中能更明显地被发现。在有主病灶的情况下，由于进行ESD时必须进行碘染色，通过常规观察和NBI观察难以发现的IN被发现的概率变高了，

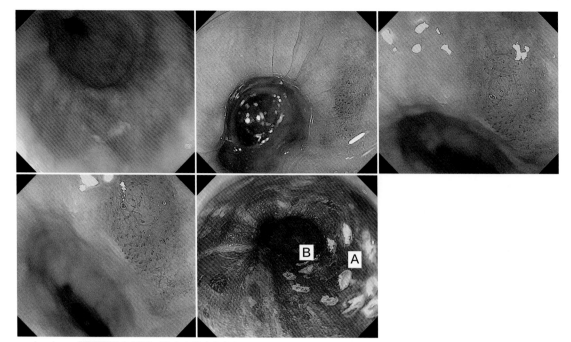

a	b	c
d	e	

图4 ［病例3］C模式（单独存在）
a 常规内镜图像。Lt后壁可见5 mm大小的淡淡发红的平坦病变。
b NBI非放大图像。可见区域性淡淡的BA。
c、d NBI放大观察图像。可见部分扩张明显的血管，但判断为A型血管。
e 碘染色图像。边缘呈不规则的不明显淡染区，进行了A、B两点标记。

但我们认为，为了发现单独存在的IN，关注常规观察中轻微的色调变化或者NBI观察中较淡的BA，也是很重要的。

结语

我们对在本院进行ESD治疗的19个IN病变的内镜特征进行了研究。常规观察，病变呈正色调或较淡的发红色调或白色调的平坦型。NBI观察，大多数病变表现为较淡的BA和A型血管的倾向。碘染色观察，与过去的异型增生相同，其特征性所见为类圆形的淡染色区。另外，除了这些观察结果外，ECS观察也可能对诊断有帮助。与熊谷分类1型相比，轻度的核肿大、核异型、核密度等观察结果是很重要的。而且，主病灶的有无，IN的发现契机也会不同，特别是在单独存在的情况下，在常规观察及NBI观察中发现病变是很重要的。

参考文献
[1]日本食管学会（编）．临床・病理食管癌取扱い規約，第11版．金原出版，2015.
[2]日本食管学会（编）．临床・病理食管癌取扱い規約，第10版．金原出版，2007.
[3]The WHO Classification of Tumours Editorial Board（eds）．WHO Classification of the Tumours, Digestive System Tumours, 5th ed. IARC press, Lyon, 2019.
[4]門馬久美子，藤原純子，立石陽子，他．食管前癌病変の診断・取り扱い―内視鏡診断を中心に．日消誌 107: 1752-1758, 2010.
[5]渡辺玄，味岡洋一，小林正明，他．食管扁平上皮dysplasiaの病理診断．胃と腸 42: 129-135, 2007.
[6]Muto M, Hironaka S, Nakane M, et al. Association of multiple Lugol-voiding lesions with synchronous and metachronous esophageal squamous cell carcinoma in patients with head and neck cancer. Gastrointest Endosc 56: 517-521, 2002.
[7]Kumagai Y, Kawada K, Yamazaki S, et al. Endocytoscopic observation for esophageal squamous cell carcinoma: can biopsy histology be omitted? Dis Esophagus 22: 505-512, 2009.
[8]竹内学，橋本哲，小林正明，他．病変の形態からみた発育進展―初期病巣から黏膜癌までを中心に―表層拡大型癌の発育進展．胃と腸 47: 1410-1417, 2012.
[9]門馬久美子，吉田操，藤原純子，他．食管扁平上皮dysplasiaの診断・取り扱い―内視鏡の立場から：ヨード・NBI観察．胃と腸 42: 147-159, 2007.

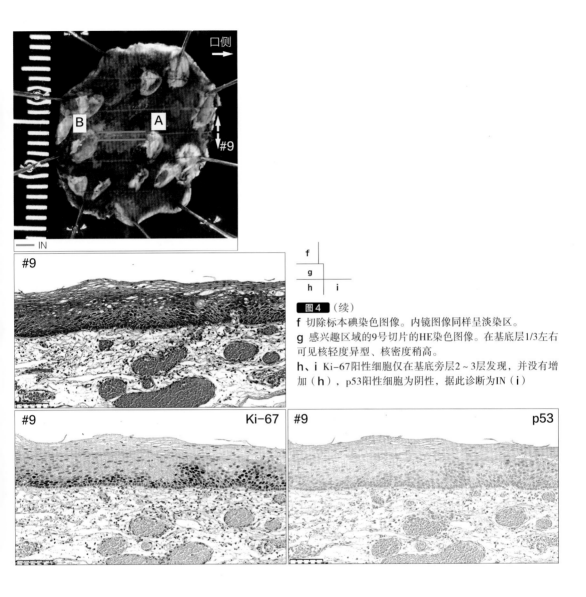

口侧 →

B A

↕ #9

— IN

#9

f
| g |
| h | i |

图4（续）
f 切除标本碘染色图像。内镜图像同样呈淡染区。
g 感兴趣区域的9号切片的HE染色图像。在基底层1/3左右可见核轻度异型、核密度稍高。
h、i Ki-67阳性细胞仅在基底旁层2～3层发现，并没有增加（**h**），p53阳性细胞为阴性，据此诊断为IN（**i**）

#9　Ki-67

#9　p53

Summary

Endoscopic Features of Squamous Intraepithelial Neoplasia

Manabu Takeuchi[1], Masafumi Takatsuna,
Takashi Kato[2], Yoichi Ajioka

According to the 11th edition Japanese classification of Esophageal Cancer, esophageal squamous IN (intraepithelial neoplasia) is defined as a low-grade tumor excluding carcinoma in situ. Because endoscopic findings of IN are still unclear, we assessed the endoscopic features of 19 lesions, and two expert gastrointestinal pathologists identified the resected specimens as IN based on pathological findings, including immunostaining. Conventional endoscopic findings for IN primarily showed the same color as the background mucosa or light reddish and whitish color, and the diagnosis of IN by white-light imaging endoscopy was extremely difficult. Approximately 70% of IN showed a weak brownish area on non magnifying NBI (narrow band imaging), and Type A vessels according to the Japanese Esophageal Society's classification were the most common lesions in which vessels could be recognized visually (approximately 60%) on magnifying NBI. Iodine staining revealed that all lesions were mild and unstained, and the border characteristics were oval, not irregular as usually observed in cancer. In the nuclear findings from endocyotoscopy of six lesions, we detected slight nuclear swelling, dyskaryosis, increased nuclear density, and disordered nuclear sequence in all cases compared with Kumagai classification Type 1, and we considered that iodine aided the IN diagnosis. Further, we classified the IN existence pattern into the following categories: 1) the main lesion in succession, 2) without continuing in the main lesion vicinity, and 3) independent. It differs in each existence pattern in a discovery opportunity, and IN must pay attention to light color changes by WLI and NBI observation, as well as iodine spraying all seven independent lesions without continuing in the vicinity of the main lesion.

[1]Department of Gastroenterology, Nagaoka Red Cross Hospital, Nagaoka, Japan.

[2]Division of Molecular and Diagnostic Pathology, Niigata University, Graduate school of Medical and Dental Sciences, Niigata, Japan.

食管上皮内肿瘤的内镜研究

高桥 亚纪子 [1]

小山 恒男

盐泽 哲 [2]

荒川 爱子

太田 浩良 [3]

摘要● 我们以2018年12月至2021年11月在我院进行内镜黏膜下层剥离术（ESD）的204例食管鳞状上皮癌中，病理组织学上诊断为食管上皮内肿瘤（IN）的22例24处病变为研究对象，并将其分为3组来讨论其特征。分类1：WLI、NBI观察难以发现，碘染色淡染；分类2：WLI、NBI观察可以发现，碘染色淡染；分类3：WLI、NBI观察难以发现，碘染色正常染色。分类1共有20例22处病变（92%），分类2有1例1处病变（4%），分类3有1例1处病变（4%）。分类1和分类2的病例全部为0-Ⅱb型，碘染色呈淡染或者不染，因此才被发现。在分类3中，尽管肉眼观察是0-Ⅱb型，且碘染色正常染色，但由于部分有隆起，因此是偶然发现的。92%的IN属于分类1，且PCS、MSS阴性的18例也全都是IN，因此认为IN的特征是碘染色淡染并且PCS、MSS为阴性。另一方面，在分类1中有4例PCS、MSS阳性，而这4例经过ECS观察后，都呈熊谷分类2型。这提示在PCS、MSS阳性的病例中，ECS观察可能有助于鉴别是IN还是SCC。

关键词　食管上皮内肿瘤（IN）　碘染色淡染　超放大内镜（ECS）　粉红征　银色征

[1] 佐久医療センター内視鏡内科　〒385-0051 佐久市中込 3400 番地 28
　　E-mail：aurevoireurope@yahoo.co.jp
[2] 同　臨床病理部
[3] 信州大学医学部保健学科生体情報検査学

前言

在《食管癌处理规约（第10版）》中，食管上皮内肿瘤（intraepithelial neoplasia，IN）的定义是"根据上皮结构和细胞异型判定为上皮内肿瘤的病变"，并"将其分为低异型度上皮内肿瘤（low grade intraepithelial neoplasia）和高异型度上皮内肿瘤（high grade intraepithelial neoplasia）"，而高异型度上皮内肿瘤的定义中包括原位癌（carcinoma in situ）。另一方面，在《食管癌处理规约（第11版）》中，IN 的定义有了较大改变，其被定义为"根据上皮的结构和细胞的异型而被判定为肿瘤的上皮内病变，不包括癌"。但是，组织图谱中只展示了3张 HE 染色图像，所以，目前的现状是不同病理医师之间的诊断标准存在差异。

IN 说到底是一种病理组织学诊断，研究其内镜表现的特征较为困难，但在临床上对 IN 和食管鳞状上皮癌（squamous cell carcinoma，SCC）进行鉴别诊断是非常有意义的。因

表1 各分类的临床背景

分类	例数	年龄中位数（范围）	性别（男性：女性）	饮酒史（有：无）	饮酒脸红者：饮酒不脸红者：不饮酒者：情况不明者	吸烟Brinkman指数中位数（范围）	合并SCC或有SCC既往史（有：无）
分类1*	20例22处病变92%（22/24）	73岁（56～90岁）	19：1	18：2	16：0：2：2	550（0～3300）	20：0
分类2**	1例1处病变4%（1/24）	61岁	1：0	1：0	1：0：0：0	800	1：0
分类3†	1例1处病变4%（1/24）	68岁	1：0	1：0	1：0：0：0	940	0：1

注：*：WLI、NBI较难发现，碘染色淡染；**：WLI、NBI可以发现，碘染色淡染；†：WLI、NBI较难发现，碘染色正常染色。

此，我们以自己诊治的内镜黏膜下层剥离术（endoscopic submucosal dissection，ESD）标本为对象，对病理组织学上诊断为 IN 的病变的内镜表现进行了回顾性研究。

对象和方法

2018 年 12 月至 2021 年 11 月期间，在本院进行 ESD 的 204 例 SCC 中，标本中有一部分病理组织学诊断为 IN 的有 22 例 24 处病变，以此为研究对象。将上述对象分为 3 组，分别是分类 1：通过白光内镜（white light imaging，WLI）、窄带成像（narrow band imaging，NBI）较难发现，碘染色淡染；分类 2：通过 WLI、NBI 可以发现，碘染色淡染；分类 3：通过 WLI、NBI 较难发现，碘染色正常染色。我们分别对其 WLI 图像、NBI 图像、碘染色图像、超放大内镜（endocytoscopy system，ECS）图像、HE 染色、Ki-67 染色和 p53 染色的特征进行了研究。

结果

1. 临床背景（表 1）

22 例 24 病变中，分类 1 有 20 例 22 处病变（92%），分类 2 有 1 例 1 处病变（4%），分类 3 有 1 例 1 处病变（4%）。年龄中位数（范围）分别是 73 岁（56～90 岁）、61 岁、68 岁。性别（男性：女性）分别为 19：1、1：0、1：0。饮酒史（有：无）分别为 18：2、1：0、1：0。

"饮酒脸红者：饮酒不脸红者：不饮酒者：情况不明者"分别为 16：0：2：2、1：0：0：0、1：0：0：0。吸烟 Brinkman 指数中位数（范围）分别为 550（0～3300）、800、940。3 组之间临床背景没有较大的差异。另外，合并 SCC 或有 SCC 既往史（有:无）分别为 20：0、1：0、0：1。在分类 3 中，WLI、NBI 内镜所见有限，而且碘染色正常，通常情况下较难发现。但是，本例由于病变的一部分隆起，WLI 观察发现了病变，但其周围的 0-Ⅱb 型病变通过 WLI、NBI 以及碘染色都很难发现。我们会在后面［病例 4］详述。

2. 所在部位、肉眼类型、IN 的肿瘤直径中位数（表 2）

所在部位（Ce：Ut：Mt：Lt：Ae）分别为 0：7：13：2：0、0：0：1：0：0、0：0：1：0：0。肉眼类型（0-Ⅱa：0-Ⅱb：0-Ⅱc）分别为 0：22：0、0：1：0、0：1：0。在分类 1 中，所有病例都为 0-Ⅱb 型；在分类 2 中，主要肉眼类型为 0-Ⅱb 型，但也合并存在 0-Ⅱc型；在分类 3 中，主要肉眼类型为 0-Ⅱb 型，但伴有小隆起，所以为 0-Ⅱb+Ⅱa 型。IN 的肿瘤直径中位数分别为 4 mm（1～11 mm）、8 mm、6 mm。

3. 分类1的内镜所见（表 3）

碘染色淡染、不染色区形状规整，粉红征（pink color sign，PCS）或银色征（metallic silver sign，MSS）阴性的有 15 处病变（68%）；

表2 各分类的内镜特征

表2 各分类的内镜特征

分类	例数	所在部位 （Ce：Ut：Mt：Lt：Ae）	肉眼类型 （0-Ⅱa：0-Ⅱb：0-Ⅱc）	IN的肿瘤直径 中位数
分类1*	20例22处病变 92%（22/24）	0：7：13：2：0	0：22：0	4 mm
分类2**	1例1处病变 4%（1/24）	0：0：1：0：0	0：1：0	8 mm
分类3†	1例1处病变 4%（1/24）	0：0：1：0：0	0：1：0	6 mm

注：*：WLI、NBI较难发现，碘染色淡染；**：WLI、NBI可以发现，碘染色淡染；†：WLI、NBI较难发现，碘染色正常染色。

表3 分类1的特征

碘染色淡染、不染色区的形状	PCS或MSS	例数
圆形	阴性	15（68%）
	阳性	4（18%）
不规整	阴性	3（14%）
	阳性	0（0%）

表5 各分类的Ki-67、p53染色结果

分类	进行Ki-67、p53染色的例数	Ki-67占优势：p53占优势：p53阴性
分类1*	9例11处病变	7：2：2
分类2**	1例1处病变	0：1：0
分类3†	1例1处病变	1：0：0

注：*：WLI、NBI较难发现，碘染色淡染；**：WLI、NBI可以发现，碘染色淡染；†：WLI、NBI较难发现，碘染色正常染色。

表4 各分类的ECS所见

分类	ECS观察的例数	熊谷分类 （1型：2型：3型）
分类1*	8例8处病变	0：8：0
分类2**	1例1处病变	0：1：0
分类3†	1例1处病变	1：0：0

注：*：WLI、NBI较难发现，碘染色淡染；**：WLI、NBI可以发现，碘染色淡染；†：WLI、NBI较难发现，碘染色正常染色。

碘染色淡染、不染色区形状规整，PCS或MSS阳性的有4处病变（18%）；碘染色淡染、不染色区形状不规整，PCS或MSS阴性的有3处病变（14%）；未发现碘染色淡染、不染色区形状不规整，PCS或MSS阳性的情况。

碘染色淡染、不染色区形状不规整，PCS、MSS阴性的病变均为IN。另一方面，即使PCS、MSS阳性，在碘染色淡染、不染色的形状规整的病变中，IN的病例虽然少，但也是有的。

4. ECS所见（表4）

进行ECS观察的分别为8例8处病变，1例1处病变，1例1处病变。ECS所见使用熊谷分类进行判定，在分类1、2中，所有病例均为2型，而分类3为1型。本病例作为［病例4］将在后文进行展示。

5. Ki-67、p53染色所见结果（表5）

进行Ki-67、p53染色观察的分别为9例11处病变，1例1处病变，1例1处病变。

"Ki-67占优势：p53占优势：p53阴性"分别为7：2：2，0：1：0，1：0：0，染色结果未发现一定的倾向性。

［病例1］ 分类1（WLI、NBI较难发现，碘染色淡染）的病例。

距门齿29 cm后壁处发现发红的凹陷性病变（病变A，**图1a**），NBI观察呈明显的茶色区域（brownish area，BA），在其周围未发现提示同时多发病变的BA（**图1b**）。碘染色观察，病变A呈现不规整的不染色区，PCS、MSS阳性。此时，在病变A的左侧壁发现小片不规整淡染色区（病变B），PCS、MSS阴性（**图1c～e**，绿色箭头）。ECS观察病变B，其核密度较高，但形状圆润且均一，排列稍不均匀

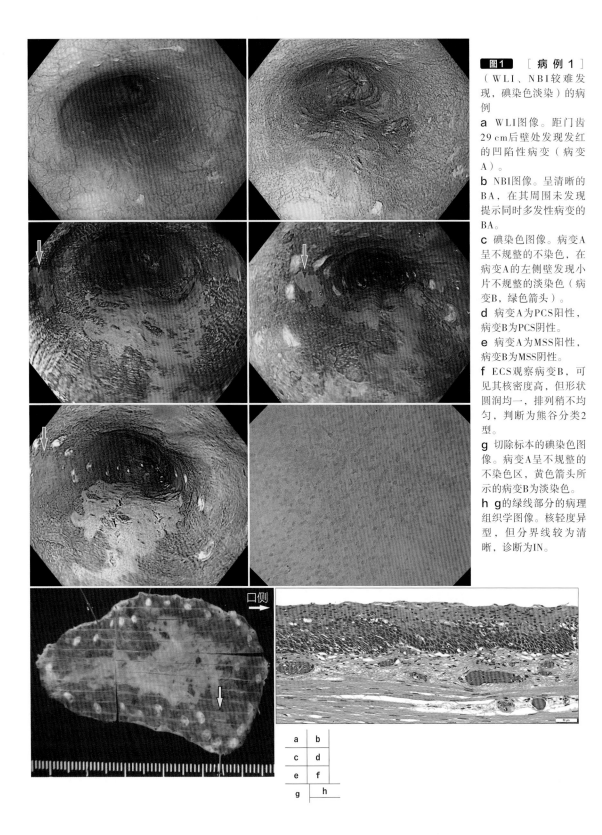

图1 ［病例1］

（WLI、NBI较难发现，碘染色淡染）的病例

a WLI图像。距门齿29 cm后壁处发现发红的凹陷性病变（病变A）。

b NBI图像。呈清晰的BA，在其周围未发现提示同时多发性病变的BA。

c 碘染色图像。病变A呈不规整的不染色，在病变A的左侧壁发现小片不规整的淡染色（病变B，绿色箭头）。

d 病变A为PCS阳性，病变B为PCS阴性。

e 病变A为MSS阳性，病变B为MSS阴性。

f ECS观察病变B，可见其核密度高，但形状圆润均一，排列稍不均匀，判断为熊谷分类2型。

g 切除标本的碘染色图像。病变A呈不规整的不染色区，黄色箭头所示的病变B为淡染色。

h g的绿线部分的病理组织学图像。核轻度异型，但分界线较为清晰，诊断为IN。

口侧

a	b
c	d
e	f
g	h

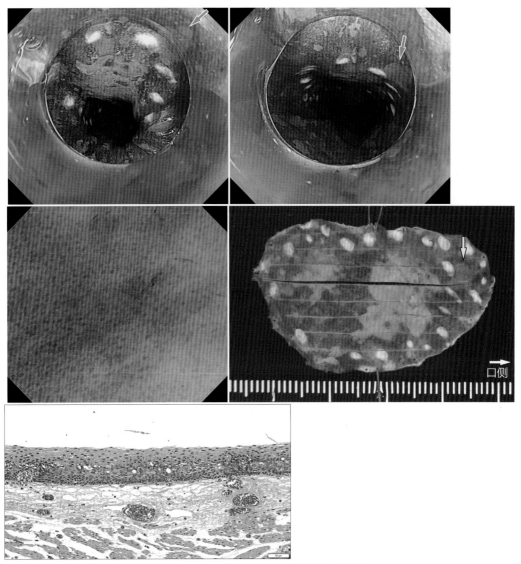

a	b
c	d
e	

图2 ［病例2］分类1（WLI、NBI较难发现，碘染色淡染）的病例

a、b 距门齿30 cm前壁处有主病变，WLI及NBI观察，口侧未发现发红或BA，但通过碘染色发现规整的淡染色区，PCS阳性。

c ECS图像。核密度轻度升高，排列稍不均匀，但形状圆润均一，判断为熊谷分类2型。

d 切除标本碘染色图像。关注区域为黄色箭头部分。

e d中绿线部分的病理组织学图像。核轻度异型，但由于形成了分界面，所以诊断为IN。

（**图1f**），判断为熊谷分类2型。采用ESD对包括病变B在内的区域进行了完整切除。在切除标本的碘染色中，病变A呈不规整的不染色区，但**图1g**黄色箭头所示的病变B为淡染色。**图1h**是**图1g**中绿线部分的病理组织学图像，核轻度异型，但分界面较为清晰，诊断为IN。在本例中，虽然通过WLI、NBI无法发现病变，

但碘染色呈不规则的淡染，PCS、MSS为阴性，ECS观察为2型，是典型的IN病例。

［**病例2**］ 分类1（WLI、NBI较难发现，碘染色淡染）的病例。

距门齿30 cm前壁处有主病变，WLI、NBI观察，在其口侧未发现发红或BA，但碘染色发现规整的淡染色区，为PCS阳性（**图2a、b**）。

ECS观察发现核密度轻度升高,排列稍不均匀,但形状圆润较为统一,判断为熊谷分类2型(**图2c**)。将主病变和我们关注的区域一并进行了ESD切除。关注区域相当于切除标本碘染色的**图2d**中黄色箭头部分,绿线部分的病理组织学图像为**图2e**。本病例的核轻度异型,但形成了分界面,因而被诊断为IN。该病变通过WLI、NBI很难发现,碘染色后才能发现。碘染色虽然是圆形的淡染色区,但PCS阳性,因此诊断为SCC。但是,ECS观察考虑熊谷分类2型。因此在该病例中,对IN和SCC进行鉴别时,ECS能起到作用。

[**病例3**] 分类2(WLI、NBI可以发现,碘染色淡染)的病例。

距门齿29 cm右壁发现发红的凹陷性病变(图3a,蓝色箭头),NBI观察呈明显的BA(图3b,蓝色箭头)。NBI放大图像中,可见口侧有0-Ⅱb型病变,肛侧有0-Ⅱc型病变,该二者均为日本食管学会(Japan Esophageal Society, JES)分类的A型血管(**图3c**,口侧的NBI放大图像)。碘染色呈不规整的淡染区(**图3d**),PCS、MSS部分阳性(**图3e、f**)。ECS观察发现核密度轻度升高,排列稍不均匀,但形状圆润均一,判断为熊谷分类2型(**图3g**)。ESD标本碘染色后,该部分呈不规整的淡染区(**图3h**)。关注区域是**图3h**中绿线部分,在该部分的病理组织学图像中,核轻度异型,但可见形成了分界面(**图3i**)。Ki-67染色,以基底旁细胞为中心呈阳性(**图3j**),p53染色比Ki-67染色阳性范围更广,是p53占优势的病理组织学图像(**图3k**),最终病理诊断为IN。

本病例是通过WLI、NBI能发现的唯一病例,PCS、MSS阳性,p53占优势,但在JES分类为A型,ECS为熊谷分类2型,是SCC和IN的特征混合存在的病例。

[**病例4**] 分类3(WLI、NBI较难发现,碘染色正常染色)的病例。

WLI观察发现距门齿25 cm后壁可见小隆起,其周围未发现边界清楚的区域(**图4a**)。NBI观察,在隆起的右侧部分可见轻微的茶色变化,但其边界不明显(**图4b**)。碘染色中小隆起呈轻微的淡染(**图4c**),继续观察一段时间直到碘染色消退,可见PCS、MSS为阴性(**图4d、e**)。ECS观察,其核密度低,核规整,分布均匀,判断为熊谷分类1型(**图4f**)。以NBI的微小色调差为基础进行标记,用ESD进行了完整切除。

切除标本的碘染色图像如**图4g**所示。黄色箭头部分是轻微隆起的部分,该部分在碘染色中呈淡染色。另外,在NBI中呈微小茶色变化的部分如绿色箭头所示,该部分碘染色正常。黄线部分是伴有乳头增生的隆起,核轻度异型(**图4h**)。在Ki-67染色图中,以基底旁细胞为中心染色阳性(**图4i**),p53染色仅有少量染色(**图4j**)。

另一方面,在NBI中呈轻微茶色变化的**图4g**中绿线部分,呈轻度的乳头增生和核异型,伴随分界面的形成(**图4k**)。Ki-67染色中,以增生的乳头周围的基底旁细胞为中心染色阳性(**图4l**)。p53染色,仅部分轻微染色阳性(**图4m**)。综上所述,最终诊断为IN。在映射复原图中,病变越过隆起部分,呈广泛进展(**图4n**)。

本病例因部分隆起而被发现,未能用NBI来观察病变整体,碘染色呈正常染色。另外,ECS观察也是熊谷分类1型,如何通过内镜检查发现这样的IN,这是我们今后的研究课题。

讨论

本次我们将IN分为3组,分类1:WLI、NBI较难发现,碘染色淡染;分类2:WLI、NBI可以发现,碘染色淡染;分类3:WLI、NBI较难发现,碘染色正常染色,并探讨了其特征。

通过WLI、NBI发现的IN只有1例(4%,分类2),92%都是通过碘染色才发现的(分类1),剩余的1例(4%)在碘染色中也难以

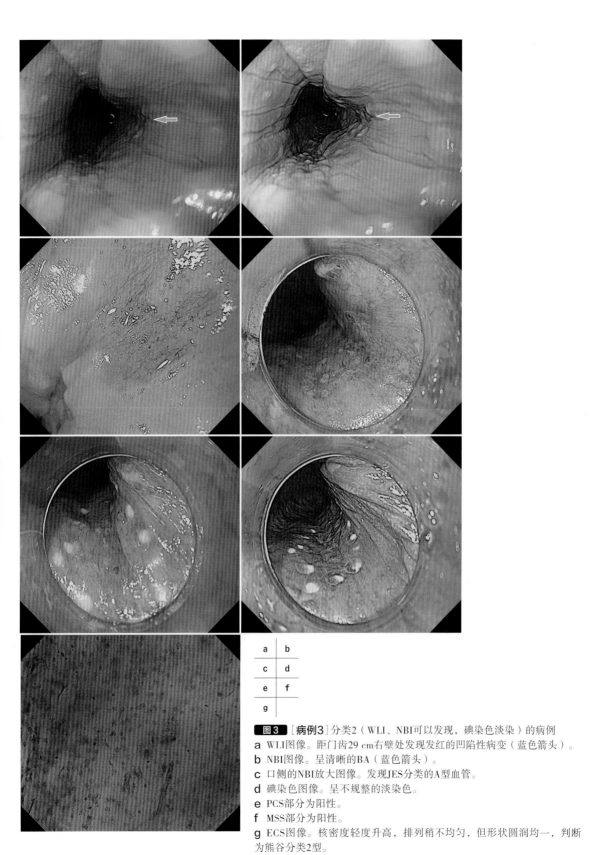

a	b
c	d
e	f
g	

图3 [病例3]分类2（WLI、NBI可以发现，碘染色淡染）的病例

a WLI图像。距门齿29 cm右壁处发现发红的凹陷性病变（蓝色箭头）。

b NBI图像。呈清晰的BA（蓝色箭头）。

c 口侧的NBI放大图像。发现JES分类的A型血管。

d 碘染色图像。呈不规整的淡染色。

e PCS部分为阳性。

f MSS部分为阳性。

g ECS图像。核密度轻度升高，排列稍不均匀，但形状圆润均一，判断为熊谷分类2型。

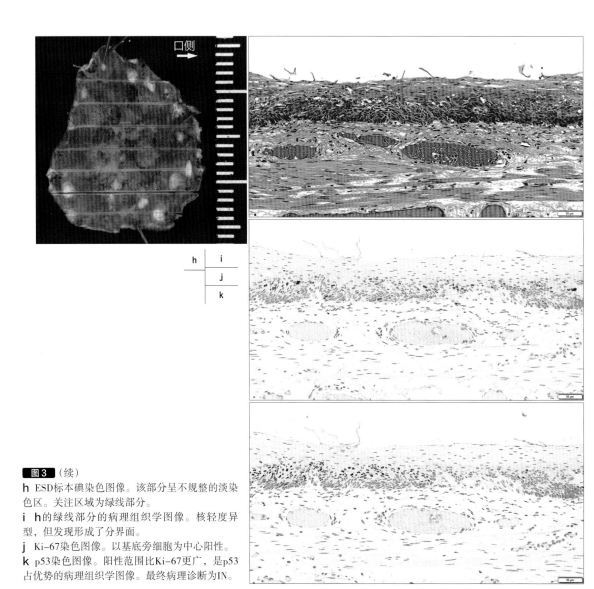

图3（续）

h ESD标本碘染色图像。该部分呈不规整的淡染色区。关注区域为绿线部分。

i h的绿线部分的病理组织学图像。核轻度异型，但发现形成了分界面。

j Ki-67染色图像。以基底旁细胞为中心阳性。

k p53染色图像。阳性范围比Ki-67更广，是p53占优势的病理组织学图像。最终病理诊断为IN。

发现，由于有偶然的部分隆起才得以发现（分类3）。

分类1通过WLI、NBI很难发现，但由于合并SCC或有SCC既往史，所以通过碘染色可以发现。如果重点关注PCS、MSS的话，我们会发现PCS、MSS为阴性时，所有的病例都是IN。据此我们认为碘染色淡染以及PCS、MSS阴性是IN的特征之一。

另一方面，在分类1中，也存在PCS、MSS阳性但却是IN的病例。然而，这些PCS、MSS阳性病例在ECS中呈熊谷分类2型，这表明ECS有可能有助于IN和SCC的鉴别。

分类2这次只有1例病例，NBI放大图像呈JES A型血管，所以可以通过WLI、NBI发现。本病例发现存在凹陷，病理组织学染色也是p53占优势，因此我们认为这是更接近SCC的病变。

分类3通过WLI、NBI难以发现，但由于伴有小隆起，因此可以引起注意。碘染色是正常染色，并且ECS所见也是熊谷分类1型，我们认为这是现阶段诊断极端困难的病例。

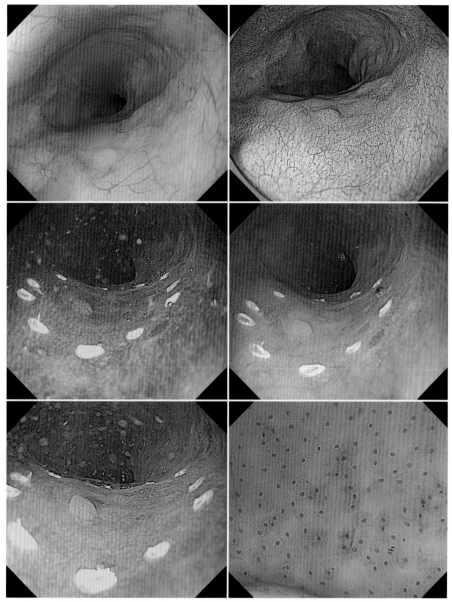

a	b
c	d
e	f

图4 ［**病例4**］分类3（WLI、NBI较难发现，碘染色正常染色）的病例

a WLI图像。距门齿25 cm后壁处可见小隆起，但在其周围没有发现边界清晰的区域。

b NBI图像。隆起的右侧部分有轻微的茶色变化，但其边界不明显。

c 碘染色图像。小隆起呈轻微的淡染色。

d 继续观察了一段时间直到碘染色消退，PCS为阴性。

e MSS也为阴性。

f ECS图像。核密度较低，核规整，分布均匀，判断为熊谷分类1型。

结语

本研究表明，IN 最显著的内镜特征是碘染色呈淡染，PCS、MSS 阴性。其中也存在PCS、MSS 阳性的 IN，但是这些病变 ECS 观察呈熊谷分类 2 型。这表明，对于 PCS、MSS 阳性的病例，ECS 在 IN 与 SCC 的鉴别中是有用的。

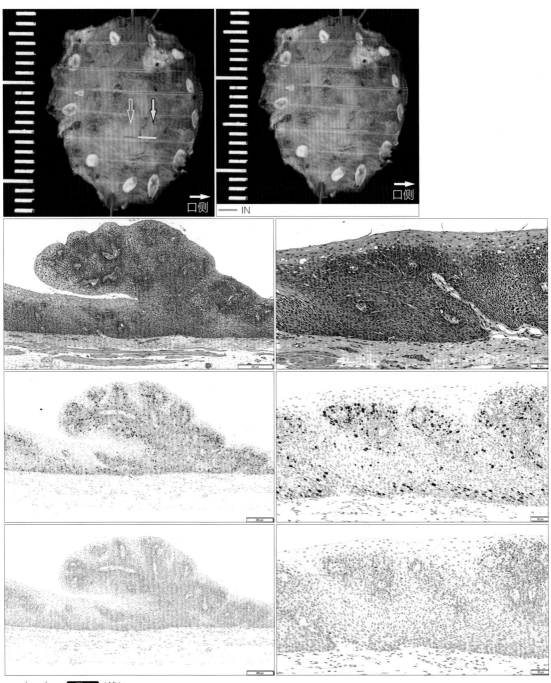

g	n
h	k
i	L
j	m

图4（续）

g 切除标本的碘染色图像。黄色箭头为微小的隆起部分，该部分碘染色呈淡染色。另外，在NBI中呈微小茶色变化的部分相当于绿色箭头部分，该部分碘染色正常。

h g中黄线部分的病理组织学图像。伴有乳头增生的隆起，核轻度异型。

i Ki-67染色图像。以基底旁细胞为中心染色。

j p53 染色图像。仅少量染色。

k g中绿线部分的病理组织学图像。呈轻度的乳头增生和核异型，伴有分界面的形成。

l Ki-67染色图像。以增生的乳头周围的基底旁细胞为中心染色。

m p53染色图像。仅少量染色。

n 根据以上信息最终诊断为IN，在映射复原图中病变越过隆起部分，广泛进展。

参考文献
[1]日本食管学会（編）．臨床・病理食管癌取扱い規約，
　第10版．金原出版，2007.
[2]日本食管学会（編）．臨床・病理食管癌取扱い規約，
　第11版．金原出版，2015.
[3]熊谷洋一，川田研郎，田久保海誉．超拡大内視鏡
　（Type分類）．胃と腸 54: 580-581, 2019.

Summary

Endoscopic Diagnosis of Squamous Intraepithelial Neoplasia

Akiko Takahashi[1], Tsuneo Oyama,
Satoshi Shiozawa[2], Aiko Arakawa,
Hiroyoshi Ota[3]

This study aimed to investigate the endoscopic characteristics of IN (intraepithelial neoplasia). Of the 204 cases treated by ESD (endoscopic submucosal dissection) for SCC (squamous cell carcinoma) from December 2018 to November 2021, Twenty-two cases with twenty-four IN cases were enrolled in this retrospective study. The lesions were divided into three groups as follows: Group 1: No findings by WLI and NBI, and weakly stained by iodine; Group 2: Reddish color by WLI or Brownish color by NBI, and Weakly stained by iodine; and Group 3: No finding by WLI and NBI, and well stained by iodine. Groups 1, 2, and 3 were 20 cases with 22 lesions (92%), 1 case with 1 lesion (4%), and 1 case with 1 lesion (4%), respectively. All the cases in groups 1 and 2 were 0-IIb and were detectable because they stained weakly by iodine. On the other hand, a case in group 3 was stained by iodine, but was found by chance because it was partially elevated.

Group 1 accounted 92% of IN cases. All 18 cases that showed PCS (pink color sign) /MSS (metallic silver sign) negative were IN. Therefore, PCS/MSS negative is a characteristic findings of IN. On the other hand, 4 cases of PCS/MSS positive cases were also IN. However, all 4 cases showed Kumagai classification Type 2 by ECS (endocytoscopy system). Therefore, it was suggested that ECS may contribute to the differential diagnosis between IN and SCC in case of PCS/MSS positivity.

[1]Department of Endoscopy, Saku Central Hospital Advanced Care Center, Saku, Japan.
[2]Department of Pathology, Saku Central Hospital Advanced Care Center, Saku, Japan.
[3]Department of Biomedical Laboratory Sciences, School of Health Sciences, Shinshu University School of Medicine, Matsumoto, Japan.

随访观察过程中发生癌变的食管上皮内肿瘤1例

依光 展和 [1]

小田 丈二

入口 阳介

水谷 胜 [2]

富野 泰弘 [1]

山里 哲郎 [2]

园田 隆贺 [3]

岸 大辅 [1]

安川 佳美

雾生 信明

中河原 亚希子

清水 孝悦

桥本 真纪子

成田 真一 [4]

山村 彰彦

细井 董三 [1]

摘要● 患者是一名70多岁的男性，主诉为恶心、上腹部痛，进行了EGD检查，在胸部下部食管发现血管透见性下降、15 mm大、边界不清的白色调扁平病变。通过喷洒碘染色剂，可见15 mm边界清晰的不规则不染色区，怀疑是鳞状上皮癌，但活检病理诊断为上皮内肿瘤。4年3个月后 EGD检查所见没有明显变化，活检病理诊断为鳞状上皮癌，进行了内镜切除。最终病理诊断为pT1a（EP）鳞状上皮癌。内镜诊断怀疑为鳞状上皮癌，而活检病理诊断为上皮内肿瘤时，有鳞状上皮癌同时存在或者发展成鳞状上皮癌的可能性，所以在与病理医师讨论的基础上，可以考虑作为诊断性治疗进行内镜切除。

关键词   **上皮内肿瘤**   **食管鳞状上皮癌**   **内镜诊断**   **活检病理诊断** **诊断性治疗**

[1] 東京都がん検診センター消化器内科   〒183-0042 東京都府中市武蔵台2丁目9-2 E-mail：99097ny@jichi.ac.jp
[2] 東京都保健医療公社荏原病院消化器内科
[3] 熊本大学医学部附属病院消化器内科
[4] 東京都がん検診センター検査科

前言

在日常诊疗内镜检查中，发现碘不染色区常怀疑是食管鳞状上皮癌，进行活检，会出现病理诊断不是癌的情况。回顾内镜检查的结果，如果与活检病理诊断没有矛盾，那就进行随访观察；而当内镜诊断为鳞状上皮癌，但活检病理诊断为上皮内肿瘤的情况时，究竟是随访观察好，还是采取诊断性治疗，内镜切除后对其进行研究好呢？这常常令人感到困惑。在本文中，我们亲身经治了1个病例，该病例在首次内镜检查时活检诊断为上皮内肿瘤，进行了定期随访观察，内镜表现没有明显变化，4年后活检病理诊断为食管鳞状上皮癌，进行了内镜切除，下面对该病例进行报告。

病例

患　者：70多岁，男性。

主　诉：恶心、上腹部疼痛。

既往病史：酒精性肝炎。

家族病史：母亲和兄长患有胃癌。

生活经历：饮酒，每日啤酒1瓶和日本酒2盅。无吸烟史。

目前病历：200X 年11月因恶心、上腹部

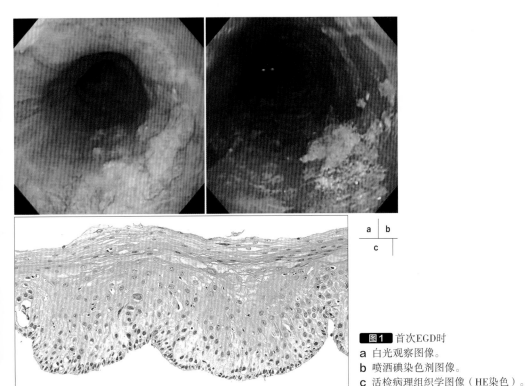

图1 首次EGD时
a 白光观察图像。
b 喷洒碘染色剂图像。
c 活检病理组织学图像（HE染色）。

疼痛来本中心就诊。进行上消化道内镜检查（esophagogastroduodenoscopy，EGD），发现了食管病变。

首次 EGD 检查结果　白光观察（**图1a**）显示，在胸部下部食管（距门齿 33 cm 附近）右后壁处，可见一处血管透见下降、15 mm 大的边界不清的平坦区域，其表面局部呈白色调。喷洒碘染色剂后进行观察（**图1b**），发现了一处 15 mm 大的边界清晰的不规则不染色区，对该部位进行了 1 块活检。活检病理组织学图像（**图1c**）显示，从基底旁层到表层的细胞密度轻度增加，核轻度肿大和少量 N/C 比较高的细胞混杂在一起。由于细胞排列和极性的紊乱程度较轻，仍然存在分层分化结构，所以诊断为不典型上皮（atypical epithelium）或者上皮内肿瘤。因为 EGD 所见怀疑为鳞状上皮癌，故拟定 3 个月后再次检查。

第 2 次 EGD 检查结果（距首次检查 3 个月后）　白光观察（**图2a**）显示，在胸部下部食管（距门齿 33 cm 附近）的右后壁处，观察到与上次一致的检查结果。喷洒碘染色剂后观察（**图2b**），也发现了与上次几乎一致的不规则的不染色区域，因怀疑是食管鳞状上皮癌，所以再次进行活检。活检病理组织学图像（**图2c**）显示，与上次相比，虽然细胞密度轻度增加，但细胞极性和排列轻度紊乱，与上次一样诊断为不典型上皮或上皮内肿瘤。第 3 次 EGD 检查时（距首次检查后 3 年 1 个月后），内镜检查结果无明显变化，对病变部位再次进行了活检，病理诊断结果相同。

第 4 次 EGD 检查结果（距首次检查 4 年 3 个月后）　白光观察（**图3a**）发现与以前相同的、血管透见下降的边界不清的平坦区域，表面局部呈白色调。喷洒碘染色剂观察（**图3b**），发现与首次检查时形状略有不同、大小几乎相同的 15 mm 大边界清楚的不规则不染色区域，对病变中央部位进行了活检。活检病理组织学图像（**图3c**）显示，虽然能观察到鳞

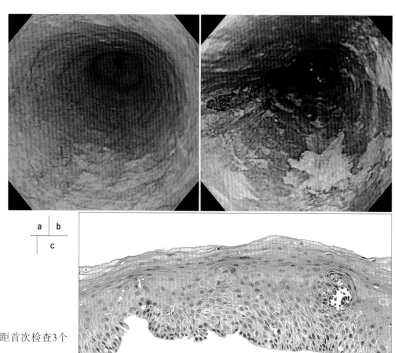

图2 第2次进行EGD时（距首次检查3个月后）
a 白光观察图像。
b 喷洒碘染色剂图像。
c 活检病理组织学图像（HE染色）。

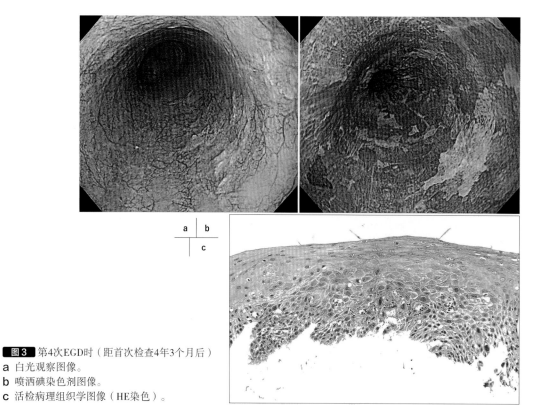

图3 第4次EGD时（距首次检查4年3个月后）
a 白光观察图像。
b 喷洒碘染色剂图像。
c 活检病理组织学图像（HE染色）。

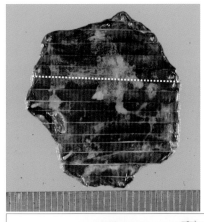

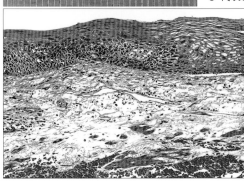

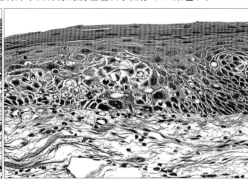

图4 EMRC时（距初次检查4年5个月后）
a EMRC切除标本（右边为口侧）。白色虚线部分为代表性切片。
b 代表性切片口侧边界部分的病理组织学图像（HE染色）。
c 代表性切片中央部分的病理组织学图像（HE染色）。

状上皮的分层分化结构，但细胞纺锤形化，N/C比高，观察到伴有核大小不等的异型细胞增殖，其极性和排列紊乱。此外，鳞状上皮表层的细胞密度增加，故诊断为鳞状上皮癌。

透明帽辅助的内镜下黏膜切除术（endoscopic mucosal resection using a cap-fitted panendoscope，EMRC）的结果（距初次检查4年5个月后） 诊断为胸部下部食管鳞状上皮癌，15 mm，0-Ⅱb，cT1a-EP，在对病变的肛侧以及和口侧进行标记后，采用EMRC对病变进行了完整切除。

病理组织学结果 碘染色标本固定后，以2 mm的间隔切割，制备了16张切片。我们展示了**图4a**中白色虚线部位口侧边界部分的组织学图像（**图4b**）。HE染色图像显示，异型鳞状上皮细胞极性和排列均紊乱，与正常鳞状上皮形成了清晰的边界，诊断为鳞状上皮癌。**图4a**中白色虚线中央部分（**图4c**）

的HE染色图像显示，异型细胞极性紊乱，排列紊乱，纺锤形化，局限在鳞状上皮内，不规则地增殖，没有发现间质浸润的征象或乳头状向下方进展。最终病理诊断为食管高分化鳞状细胞癌，EMRC：胸下段（Lt），0-Ⅱb型，17 mm×11 mm，pT1a-EP，ly（-），v（-），pHM0，pVM0。

讨论

此病例在首次内镜检查时怀疑为鳞状上皮癌，但活检病理诊断为不典型上皮或上皮内肿瘤。4年3个月后，病理诊断变为鳞状上皮癌，在此期间，内镜所见结果尽管有轻微的变化，但"形状不规则且边界清晰的15 mm大的不染色区"这一所见并没有明显变化。

对于此病例，我们认为癌变的发生存在路径①、路径②这2种可能，即路径①"上皮内肿瘤变为鳞状上皮癌"、路径②"同时存在鳞

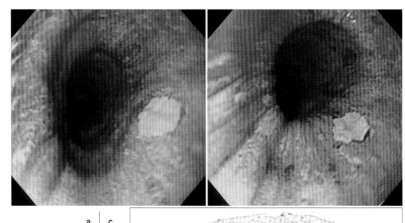

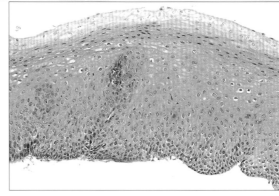

a c
b

图5 ［参考病例1］
a 首次EGD时喷洒碘染色剂的图像。
b 首次EGD时活检病理组织学图像（HE染色）。
c 复查EGD时（首次检查3年2个月后）喷洒碘染色剂的图像。

状上皮癌，但是由于活检部位的异型度较低，所以被诊断为上皮内肿瘤"。然而，很难证实哪个是正确的。关于食管鳞状上皮癌的活检诊断，渡边等指出了活检采集部位的问题，提出细胞异型或构造异型在病变内未必是均一的，其病理组织诊断名称可能因活检部位不同而不同。另外，Shimizu等也报告了在早期食管鳞状上皮癌变内有低级别异型增生存在［现在的《食管癌处理规约（第11版）》中称为上皮内肿瘤］。本病例也是如此，边界附近的细胞异型程度较轻，我们认为仅从这个部位的活检标本中很难诊断为鳞状上皮癌。

接下来我们再介绍2个病例作为参考，他们都是一直被诊断为上皮内肿瘤，数年间没有发生变化。

［**参考病例1**］　70多岁男性。

在胸部中部食管右后壁处发现了一个4 mm大的类圆形平坦的不染色区（**图5a**），对其

进行了活检。病理组织学图像（**图5b**）显示，鳞状上皮细胞核轻度肿大，从基底旁层至近表层的细胞密度增加，但是核异型不明显，细胞的极性和排列没有紊乱，因此诊断为上皮内肿瘤。3年2个月后，内镜检查（**图5c**）没有变化，诊断为上皮内肿瘤。

［**参考病例2**］　60多岁女性。

在胸部中部食管左后壁处发现了一个3～4 mm大平坦的不染色区（**图6a**），对其进行了活检。病理组织学图像（**图6b**）显示，可见与［**参考病例1**］同样的表现，细胞的极性和排列没有紊乱，因此诊断为上皮内肿瘤。4年后的内镜所见（**图6c**）和活检的病理组织学图像也是一样的，诊断为上皮内肿瘤。

这些参考病例和本病例的首次活检病理组织学图像都是上皮内肿瘤，但与内镜所见相比较，这2个参考病例是5 mm以内的小的碘不染色区，而本病例是15 mm大的不规则碘不染

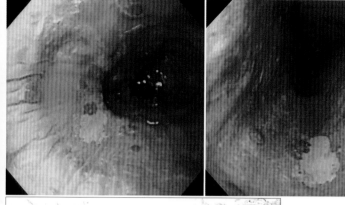

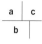

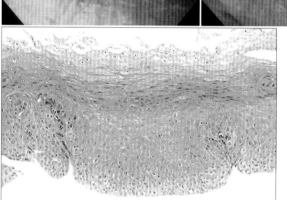

图6［参考病例2］
a 首次EGD时喷洒碘染色剂的
图像。
b 首次EGD时活检病理组织学
图像（HE染色）。
c 复查EGD时（首次检查4年
后）喷洒碘染色剂的图像。

色区，怀疑是鳞状上皮癌。关于碘不染色区，有报告指出，像参考病例那样 5 mm 以内形状规则的不染色区，活检结果是上皮内肿瘤时，病变为鳞状上皮癌的风险性很低。另一方面，有报告指出，大于 10 mm 的形状不规则的碘不染色区则有转变成鳞状上皮癌的风险，尽管治疗的紧迫性不高，也可通过内镜切除来进行诊断性治疗。像本病例这样，当临床怀疑为鳞状上皮癌，而活检病理诊断为上皮内肿瘤时，在与病理医师充分讨论后，可以考虑作为诊断性治疗进行内镜切除。

结语

在本文中，我们报告了 1 例首次活检病理诊断为上皮内肿瘤，但是 4 年后活检病理诊断为食管鳞状上皮癌，并进行了内镜切除的病例。内镜检查强烈怀疑为鳞状上皮癌，活检病理却诊断为上皮内肿瘤时，与病理学医师进行讨论，探讨治疗方案是很重要的。

参考文献

[1]渡辺玄，味岡洋一，西倉健，他．食管表在癌の病理診断—1）生検診断の問題点．胃と腸 46: 571–577, 2011.

[2]Shimizu Y, Yoshida T, Kato M, et al. Low-grade dysplasia component in early invasive squamous cell carcinoma of the esophagus. J Gastroenterol Hepatol 25: 314–318, 2010.

[3]日本食管学会（編）．食管癌取扱い規約，第11版．金原出版，2015.

[4]大森泰，幕内博康，熊谷義也．食管ヨード不染帯の経過観察．胃と腸 29: 911–919, 1994.

[5]島田英雄，幕内博康，町村貴郎，他．5mm以下のヨード不染帯の検討—微小不染帯の臨床的意味は何か．胃と腸 29: 921–930, 1994.

[6]門馬久美子，吉田操，藤原純子，他．食管扁平上皮dysplasiaの診断・取り扱い—内視鏡の立場から：ヨード・NBI観察．胃と腸 42: 147–159, 2007.

Summary

Esophageal Intraepithelial Neoplasia Transformed into Cancer During Follow-up, Report of a Case

Nobukazu Yorimitsu[1], Johji Oda,
Yosuke Iriguchi, Masaru Mizutani[2],
Yasuhiro Tomino[1], Tetsuro Yamazato[2],
Takayoshi Sonoda[3], Daisuke Kishi[1],
Yoshimi Yasukawa, Nobuaki Kiryu,
Akiko Nakagawara, Takayoshi Shimizu,
Makiko Hashimoto, Shinichi Narita[4],
Akihiko Yamamura, Touzou Hosoi[1]

The patient was a man in his 70s. Esogastroduodenoscopy was performed due to complaints of nausea and epigastric pain, and a 15mm-large whitish-flat lesion with decreased vascular permeability was found in the lower thoracic esophagus. Squamous cell carcinoma was suspected, and the pathological diagnosis of the biopsy specimen was intraepithelial neoplasia. Four years and three months later, EGD showed no significant change in the endoscopic findings ; however, the biopsy pathological diagnosis was squamous cell carcinoma, and endoscopic resection was performed. The final pathological diagnosis was squamous cell carcinoma of pT1a (EP) . When the endoscopic diagnosis is squamous cell carcinoma and the biopsy pathological diagnosis is intraepithelial neoplasia, there is a possibility that squamous cell carcinoma may coexist or intraepithelial neoplasia may develop into squamous cell carcinoma. It is important to discuss with the pathologist and consider endoscopic resection as a diagnostic treatment.

[1]Department of Gastroenterology, Tokyo Metropolitan Cancer Detection Center, Tokyo.
[2]Department of Gastroenterology, Ebara Hospital, Tokyo.
[3]Department of Gastroenterology, Kumamoto University Hospital, Kumamoto, Japan.
[4]Department of Pathology, Tokyo Metropolitan Cancer Detection Center, Tokyo.

调查问卷总结

新井 富生（东京都健康长寿医疗中心病理诊断科）

前言

关于食管上皮内肿瘤（intraepithelial neoplasia）或者异型增生（dysplasia），本系列在《关于食管"异型增生"存在的疑问》《食管异型增生——随访观察病例的研究》《食管鳞状上皮异型增生——围绕其诊断和处理》中，展示了代表性的病例，同时从定义、病理诊断、临床的相应处理等多方面进行了讨论。上皮内肿瘤最初使用"异型增生"这一用语，这其中也包含了一些显示异型的非肿瘤性病变。但从《WHO分类（第3版）》（2000年）开始使用"上皮内肿瘤"这一用语，在日本的《食管癌处理规约（第10版）》中，也从异型增生这个用语变更为上皮内肿瘤，形成了只处理肿瘤性病变这样的认识。因此，在大约30年的时间里，从异型增生（dysplasia）到上皮内肿瘤（intraepithelial neoplasia），从包含非肿瘤性病变的异型上皮到肿瘤性病变，在用语和定义方面都发生了变化。

本系列的《食管鳞状上皮异型增生——围绕其诊断和处理》出版的时间与《食管癌处理规约（第10版）》中采用上皮内肿瘤用语的时间一致。此后经过大约15年，食管癌处理规约进行了一次修订，虽然仍然采用了上皮内肿瘤这样的用语，但其定义发生了变化。现在使用的"鳞状上皮内肿瘤"不包括上皮内癌，而是基本相当于《食管癌处理规约（第10版）》或《WHO分类（第5版）》中的低级别上皮内肿瘤/异型增生（low-grade intraepithelial neoplasia/dysplasia）这样的病变。本次是我们在现行定义的范畴内，首次重新研究食管鳞状上皮内肿瘤的机会。

本次研究由专攻食管的内镜医师收集病例，将12例患者13个病变的病理组织标本的数字切片分配给预先选定的9名专攻消化道专业的病理医师，搜集其诊断名称并进行分析。对于其中有代表性的6例，内镜医师和病理医师进行了进一步的讨论。本文中，我们在记述本次研究的13个病变概要的同时，还对该病变是如何诊断的以及病理医师之间存在怎样的差异进行了叙述。并且，我们还试图整理解释和判断导致各人产生差异的原因。

研究方法

1. 对象

研究对象是内镜切除后诊断为食管鳞状上皮内肿瘤或疑似为肿瘤的40例病例（佐久医疗中心内镜内科21例，长冈红十字医院消化器内科19例）（病例提供者参照**表1**）。在本次的研究对象中，也包括与主病变并存，而被同时切除的病变。使用OlyVIA（奥林巴斯公司制造）或者NanoZoomer（滨松光子学公司制造）将上述40例病理组织标本（HE染色、Ki-67免疫组织化学染色、p53免疫组织化学染色）制作成数字切片并进行了登记。筛选数字切片材料后，选择显示各种形态的代表性病例12例（13个病变），作为最终的研究病例。

2. 方法

将上述12例（13个病变）的相关数字切片材料发送给9名专攻消化道专业的病理医师（**表1**），通过问卷调查方式回收其诊断名称，并对结果进行了统计（13个病变的名称为［**病例1～11，病例12①，病例12②**］）。鳞

表1	病例提供者以及组织标本诊断者的相关情况	
病例提供者		
	小山 恒男	佐久医疗中心内镜内科
	竹内 学	长冈红十字医院消化器内科
组织标本诊断者		
	新井 富生	东京都健康长寿医疗中心病理诊断科
	海崎 泰治	福井县立病院病理诊断科
	河内 洋	癌研究会有明病院病理部
	九嶋 亮治	滋贺县医科大学医学部病理学讲座（附属病院病理诊断科）
	二村 聪	福冈大学筑紫病院病理部·病理诊断科
	根本 哲生	昭和大学横浜市北部病院临床病理诊断科
	伴 慎一	独协医科大学埼玉医疗中心病理诊断科
	真能 正幸	大阪医疗中心临床检查科·病理诊断科
	八尾 隆史	顺天堂大学大学院医学研究科人体病理病态学

按日文五十音顺序进行排序。

状上皮内肿瘤的定义遵循《食管癌处理规约（第11版）》。回答的选项为①非肿瘤、②鳞状上皮内肿瘤、③上皮内癌、④浸润癌、⑤其他，共5个选项。如回答为⑤其他，则要记载具体的诊断名称。此外，在各自的回答中可以自由地记录评论。另外，在本系列的座谈会中对13个病变中有代表性的6个病变，不仅是病理诊断，对其内镜表现也进行了讨论，因此请一并阅读本书的"座谈会"一文。

另外，本次的研究是向东京都健康长寿医疗中心研究伦理审查委员会提出了伦理审查申请，获得批准后进行的（批准号 R21-063，批准日期 2021 年 9 月 7 日）。关于该研究的研究计划书和批准书也提交给了病例提供机构（佐久医疗中心，长冈红十字医院）的伦理委员会，在获得批准后进行了数字切片数据材料的制作和相关数据的收发。

结果和讨论

1. 病理诊断的实际情况

9 名消化道病理医师的病理诊断结果如表2 所示。在 12 个病例 13 个病变中，9 名病理医师中有 2/3（6 名）以上诊断一致的病变有以

下 6 个病变：[病例1]（鳞状上皮内肿瘤），[病例3]（上皮内癌），[病例4]（上皮内癌），[病例6]（鳞状上皮内肿瘤），[病例8]（非肿瘤），[病例12①]（上皮内癌）。此外，[病例1，病例2，病例5，病例7，病例9，病例10～12②]这 8 个病变的诊断包括非肿瘤、鳞状上皮内肿瘤、上皮内癌 3 种情况。也就是说，在是否为肿瘤性、良性还是恶性的诊断上出现了观点不一致。下面，我们将阐述详细分析的结果。

2. 诊断的一致率

我们将食管的上皮内病变基本分为非肿瘤、鳞状上皮内肿瘤、上皮内癌、浸润癌，然后对诊断的一致率进行了研究（表3）。对于被分类为"其他"的病例，将各位老师记载的内容适用于上述分类并进行了相关研究。

首先，我们将诊断结果为非肿瘤、鳞状上皮内肿瘤和其他划分为"允许进行随访观察的病变"，将上皮内癌和浸润癌划分为"考虑内镜切除的病变"，研究这 2 种情况的诊断一致率（表4）。在 13 个病变中有 7 个病变的一致率超过 2/3，但是诊断的一致率极低，有的病变甚至会在非肿瘤～上皮内癌上产生意见分歧。

表2 病理诊断结果汇总表（红色字体为"座谈会"研究病例）

病例	病理医师A	病理医师B	病理医师C	病理医师D	病理医师E	病理医师F	病理医师G	病理医师H	病理医师I
1	鳞状上皮内肿瘤	鳞状上皮内肿瘤	鳞状上皮内肿瘤	其他ᵃ	鳞状上皮内肿瘤	鳞状上皮内肿瘤	鳞状上皮内肿瘤	非肿瘤	上皮内癌
2	上皮内癌	鳞状上皮内肿瘤	非肿瘤	上皮内癌	非肿瘤	上皮内癌	鳞状上皮内肿瘤	上皮内癌	非肿瘤
3	上皮内癌	上皮内癌	上皮内癌	上皮内癌	上皮内癌	鳞状上皮内肿瘤	上皮内癌	上皮内癌	上皮内癌
4	上皮内癌	浸润癌	上皮内癌	上皮内癌	上皮内癌	上皮内癌	浸润癌	上皮内癌	上皮内癌
5	上皮内癌	上皮内癌	上皮内癌	上皮内癌	鳞状上皮内肿瘤	非肿瘤	上皮内癌	鳞状上皮内肿瘤	鳞状上皮内肿瘤
6	鳞状上皮内肿瘤	鳞状上皮内肿瘤	鳞状上皮内肿瘤	浸润癌	上皮内癌	鳞状上皮内肿瘤	鳞状上皮内肿瘤	浸润癌	鳞状上皮内肿瘤
7	鳞状上皮内肿瘤	上皮内癌	上皮内癌	上皮内癌	非肿瘤	鳞状上皮内肿瘤	上皮内癌	非肿瘤	上皮内癌
8	非肿瘤	非肿瘤	非肿瘤	非肿瘤	鳞状上皮内肿瘤	非肿瘤	鳞状上皮内肿瘤	非肿瘤	非肿瘤
9	鳞状上皮内肿瘤	非肿瘤	非肿瘤	上皮内癌	其他ᵇ	鳞状上皮内肿瘤	鳞状上皮内肿瘤	非肿瘤	上皮内癌
10	上皮内癌	鳞状上皮内肿瘤	上皮内癌	上皮内癌	鳞状上皮内肿瘤	上皮内癌	鳞状上皮内肿瘤	非肿瘤	非肿瘤
11	上皮内癌	非肿瘤	上皮内癌	上皮内癌	鳞状上皮内肿瘤	鳞状上皮内肿瘤	鳞状上皮内肿瘤	上皮内癌	上皮内癌
12①	上皮内癌	上皮内癌	上皮内癌	上皮内癌	上皮内癌	上皮内癌	上皮内癌	上皮内癌	上皮内癌
12②	鳞状上皮内肿瘤	非肿瘤	上皮内癌	上皮内癌	上皮内癌	非肿瘤	鳞状上皮内肿瘤	上皮内癌	非肿瘤

a：不确定为肿瘤；b：乳头状瘤。

这种差别会对临床处理带来影响，所以如何消除意见的不一致是今后研究的课题。

接下来，我们将诊断结果分为非肿瘤和肿瘤这2种情况进行了研究，结果发现，除了1例以外，2/3以上的病理医师的诊断是一致的（表5）。但是，所有人意见一致的病变只有[**病例3，病例4，病例6，病例12①**]这4个病变，其他9个病变的诊断存在肿瘤性、非肿瘤性这两种情况。即使是被诊断为肿瘤性病变，如果同时被诊断为鳞状上皮内肿瘤，那么在临床上的处理与非肿瘤性病变并没有太大的差异。而非肿瘤和上皮内癌的诊断存在分歧的8个病变[**病例1，病例2，病例5，病例7，病例9，病例10～12②**]在临床上的处理可能不同，如何消除这种不一致也是今后研究的重要课题。被

表3 病理诊断的分布情况（红色字体为"座谈会"研究病例）

病例	非肿瘤	鳞状上皮内肿瘤	上皮内癌	浸润癌	其他
1	1	6	1	0	1
2	3	2	4	0	0
3	0	1	8	0	0
4	0	0	7	2	0
5	1	3	5	0	0
6	0	6	1	2	0
7	2	2	5	0	0
8	7	2	0	0	0
9	3	3	2	0	1
10	2	3	4	0	0
11	1	3	5	0	0
12①	0	0	9	0	0
12②	3	2	4	0	0

▢ 为2/3以上的病理医师诊断结果一致的病变。

表4 区分允许进行随访观察的病变、考虑内镜切除的病变时病理诊断的分布情况（红色字体为"座谈会"研究病例）

病例	允许进行随访观察的病变			小计	考虑内镜切除的病变		小计
	非肿瘤	鳞状上皮内肿瘤	其他		上皮内癌	浸润癌	
1	1	6	1[a]	8	1	0	1
2	3	2	0	5	4	0	4
3	0	1	0	1	8	0	8
4	0	0	0	0	7	2	9
5	1	3	0	4	5	0	5
6	0	6	0	6	1	2	3
7	2	2	0	4	5	0	5
8	7	2	0	9	0	0	0
9	3	3	1[b]	7	2	0	2
10	2	3	0	5	4	0	4
11	1	3	0	4	5	0	5
12①	0	0	0	0	9	0	9
12②	3	2	0	5	4	0	4

将诊断结果分为"允许进行随访观察的病变、考虑内镜切除的病变"这两种情况时，2/3以上的病理医师诊断结果一致的病变用 ▨ 来表示。
a：不确定为肿瘤；b：乳头状瘤。

表5 区分非肿瘤性病变、肿瘤性病变时病理诊断的分布情况（红色字体为"座谈会"研究病例）

病例	非肿瘤性病变		小计	肿瘤性病变				小计
	非肿瘤	其他		鳞状上皮内肿瘤	上皮内癌	浸润癌	其他	
1	1	1	2	6	1	0	0	7
2	3	0	3	2	4	0	0	6
3	0	0	0	1	8	0	0	9
4	0	0	0	0	7	2	0	9
5	1	0	1	3	5	0	0	8
6	0	0	0	6	1	2	0	9
7	2	0	2	2	5	0	0	7
8	7	0	7	2	0	0	0	2
9	3	1	4	3	2	0	0	5
10	2	0	2	3	4	0	0	7
11	1	0	1	3	5	0	0	8
12①	0	0	0	0	9	0	0	9
12②	3	0	3	2	4	0	0	6

诊断为浸润癌的2个病变[**病例4，病例6**]没有被诊断为非肿瘤性的情况。

3．回答者的诊断倾向（观察者间差异，interobserver variation）

我们研究了作为回答者的病理医师之间是否存在诊断倾向（**图1**）。如果我们只关注鳞状上皮内肿瘤的话，有病理医师将13个病变中的8个（61.5%）诊断为鳞状上皮内肿瘤；另一方面，还有1位病理医师，未将任何病变诊断为鳞状上皮内肿瘤。关于上皮内癌的诊断，

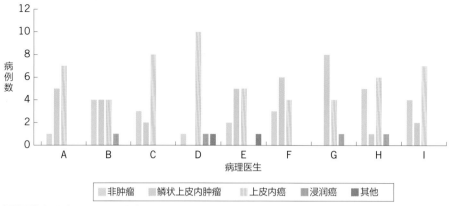

图1 各位病理医生的诊断倾向

非肿瘤　鳞状上皮内肿瘤　上皮内癌　浸润癌　其他

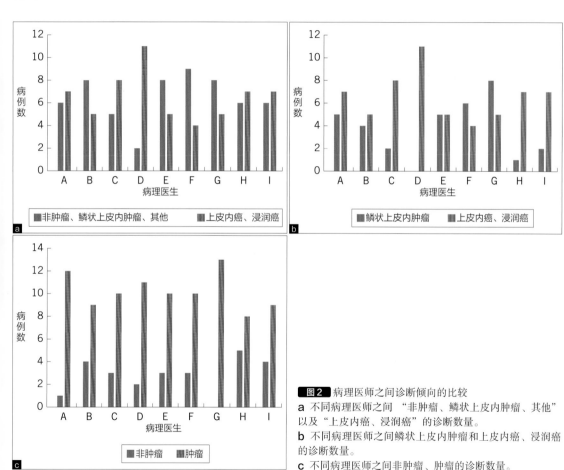

a 非肿瘤、鳞状上皮内肿瘤、其他　　上皮内癌、浸润癌

b 鳞状上皮内肿瘤　　上皮内癌、浸润癌

c 非肿瘤　　肿瘤

图2 病理医师之间诊断倾向的比较

a 不同病理医师之间 "非肿瘤、鳞状上皮内肿瘤、其他"
以及 "上皮内癌、浸润癌" 的诊断数量。
b 不同病理医师之间鳞状上皮内肿瘤和上皮内癌、浸润癌
的诊断数量。
c 不同病理医师之间非肿瘤、肿瘤的诊断数量。

可以看到其范围为 4 个病变（30.8%）~ 10 个
病变（76.9%）。关于非肿瘤，其诊断范围为 0
个病变 ~ 5 个病变（38.5%）。

我们总结了各个病理医师诊断影响临床处
理的"允许进行随访观察的病变（非肿瘤、鳞

状上皮内肿瘤）"和"考虑内镜切除的病变
（上皮内癌、浸润癌）"的数目（**图2a**）。
有 5 名病理医师将 13 个病变中半数以上的病变
（7 ~ 11 个）诊断为"考虑内镜切除的病变"。
相反，有 4 名病理医师将 7 个以上的病变（7 ~ 9

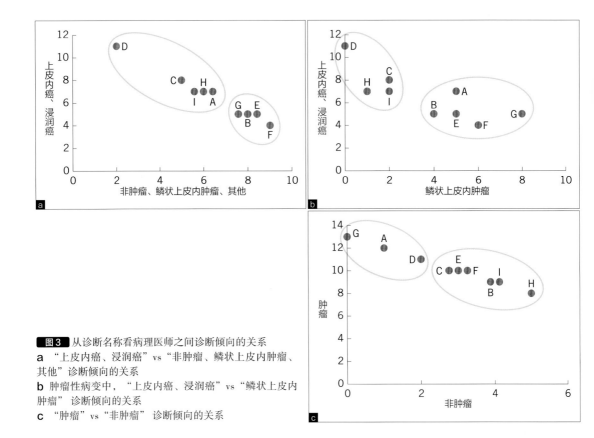

图3 从诊断名称看病理医师之间诊断倾向的关系
a "上皮内癌、浸润癌" vs "非肿瘤、鳞状上皮内肿瘤、其他"诊断倾向的关系
b 肿瘤性病变中，"上皮内癌、浸润癌" vs "鳞状上皮内肿瘤"诊断倾向的关系
c "肿瘤" vs "非肿瘤"诊断倾向的关系

个）诊断为"允许进行随访观察的病变"。

在诊断为肿瘤性病变的病变中，诊断为不能说是恶性的"鳞状上皮内肿瘤"和诊断为恶性的"上皮内癌、浸润癌"的病变数如**图2b**所示。有的病理医师将诊断为肿瘤性病变的病例全部诊断为恶性；另一方面，也有部分病理医师将半数以上的病例诊断为鳞状上皮内肿瘤。在鳞状上皮内肿瘤、上皮内癌、浸润癌的诊断标准中我们发现存在个人差异。

关于肿瘤和非肿瘤诊断的个人差异，我们可以看到非肿瘤的诊断在 0 ~ 5 例的范围内，也有 1 名病理医师未诊断非肿瘤（**图2c**）。

作为对此次研究的病变诊断产生影响的判断标准，主要是 2 点：是否为肿瘤性，能否判断为恶性。但是更倾向于诊断肿瘤的病理医师（A、D、G）是否有诊断恶性的倾向，或者诊断鳞状上皮内肿瘤的倾向，这一点是无法确认的（**图3**）。

4. 病理组织学所见的获取方法和病理组织学的鉴别诊断

我们重点关注了诊断一致率较高的病变[**病例 1，病例 4，病例 6，病例 8，病例 12 ①**]和一致率较低的病变[**病例 2，病例 7，病例 9，病例 10，病例 12 ②**]，对其主要原因进行了研究。每个病例的详细情况请参照后面的病例解说。一致率依赖于判定为肿瘤性、恶性的表现是否清晰。具体而言，关于肿瘤性，要重视以下几个方面的判定：分界面（front）的形成和分界线（oblique line）等的区域性、核异型（染色质增量、核边缘肥厚、核形不规则等）、细胞密度等。另外，关于恶性要参考以下方面来判定：核异型（染色质增量、核边缘肥厚、核形不规则等）、细胞的极性、基底细胞的排列、表层分化、Ki-67/p53 免疫组织化学染色结果。

关于上述所见结果的解释等，我们已经发表了关于鳞状上皮异型增生病变病理诊断等相关论文。这些都是以《食管癌处理规约（第10版）》中的定义为基础的，虽然不能直接使用于现在的鳞状上皮内肿瘤，但也提出了上皮内癌的诊断标准，可供参考的地方很多。在《食管癌处理规约（第11版）》中，虽然说明了鳞状上皮内肿瘤或上皮内癌的判定要根据结构异型（细胞密度、细胞分化、细胞极性）和细胞异型（核的大小和不规则的程度、核染色质的量、极性、核分裂图像、核小体、核/细胞质比等）来进行判断，但具体的描述较少。肿瘤和非肿瘤的鉴别对于诊断鳞状上皮内肿瘤来说很重要，渡边等在相关报告中指出，除了上述的细胞异常、结构异常之外，还要综合判断分界面的形成、表层细胞的分化异常。其中，有分界面形成的原则上要诊断为肿瘤，但发现有分界面形成的异型上皮大部分被诊断为癌，从这点来看，"被诊断为癌之前是没有异型的"这一标准需要进一步明确。

现在论述鳞状上皮内肿瘤定义的论文数量不多。河内等指出，鳞状上皮内肿瘤的病理组织学特征有以下3点，即①细胞异型（核异型）为轻度、②细胞密度低、③有表层分化的倾向，并且以存在这些特点的异型细胞形成边界，有区域性作为诊断标准。这个诊断标准与以往的标准没有很大的区别，但由于最终需要对上述所见结果进行综合判断，所以现在不得不依赖于各个病理医师的自己的考量。为了明确病理医师是如何采用各种所见结果、以何种程度的加权进行综合判断的，我们有必要对各种所见的判断结果和最终的诊断结果进行详细的研究。

5. 回顾过去病例的研究

如前文所述，本系列过去曾3次以特辑的形式对食管异型增生进行了详细的研究。在《关于食管"异型增生"存在的疑问》中，我们讨论了异型增生是否存在，介绍了否定其存在的立场、肯定其存在或者为了临床的应对处理而承认其存在的立场的意见。从否定其存在的立场出发，由于显示异型的食管病变大部分可以

被归类为反应性异型或低异型度鳞状上皮癌，因此没有必要设定异型增生这个概念。

确实，通过后续的分子病理学的研究，我们发现在《食管癌处理规约（第10版）》（2007年）或《WHO分类（第3版）》（2000年）之后的标准中被诊断为低级别上皮内肿瘤（low-grade intraepithelial neoplasia）的病变，即在现行［《食管癌处理规约（第11版）》］标准中被诊断为鳞状上皮内肿瘤的病变，其 p53 基因突变的概率也很高。从这一见解来看，鳞状上皮内肿瘤被定位为低异型度上皮内癌的可能性很大。但事实是，通过内镜随访观察，其大小长期不变且没有浸润，在病理组织学上也没有显示出足以诊断为恶性的异型病变。因此，我们认为即使在学术上或病理总论上承认存在低异型度鳞状上皮癌，但考虑到临床处理，将"允许进行随访观察的病变"的鳞状上皮内肿瘤作为病理诊断来使用还是有意义的。

我们收集了《食管异型增生——随访观察病例的研究》和《食管鳞状上皮异型增生——围绕其诊断和处理》中的病例，由消化道病理医师进行了病例研究。与过去的特辑中所提到的病例相比，本次提出的病例的异型度更轻。这是由于内镜技术进步而产生的影响，观察大量的上皮内癌病变的机会增多，上皮内癌的病理诊断能力也提高了。也就是说，以前被诊断为鳞状上皮内肿瘤（包括以前的异型增生）的部分病变现在可以被诊断为上皮内癌，这意味着诊断为鳞状上皮内肿瘤的异型度的范围缩小了。鳞状上皮内肿瘤和上皮内癌的病理学评价项目涉及多个方面，最终判断标准从综合判断变成了依赖于病理医师的裁量。今后，我们有必要努力追求更加具体且客观的所见的获取方式和判断方法。

6. 目前的问题和今后的展望

此次研究对象的病例是以诊断困难的病变为中心来进行挑选的，所以可以预见会包含诊断一致率很低的病例。所见比较明确的病例诊断一致率较高，所见不明确的病例诊断一致率

较低。即使用文章来定义所见结果和诊断标准，如果对定义的解释存在个人差异，最终也会对病理诊断产生很大的影响，这是目前的问题点。为了解决这个问题，有必要明确鳞状上皮内肿瘤的具体病理组织图像以及与其相对应的合适的术语，尽可能消除不明确的地方。另外，对于存在不明确所见的病例的临床处理，重要的是病理医师和临床医师共同认识到这是一个难以诊断的病例，协商相应的对策，而不是勉强进行诊断。我们认为收集这样的病变，引入新的做法和想法，并继续进行研究才是解决这个问题的关键所在。

结语

我们对疑似食管鳞状上皮内肿瘤的病变的病理诊断进行了研究。本次研究，由内镜医师选择病例，对病理医师的病理诊断进行了研究。既有一致率较高的病例，也有在非肿瘤~浸润癌之间诊断不明确的病例。一般认为鳞状上皮内肿瘤在短时间内成为浸润癌的可能性不大，因此，如果制定内镜诊断标准的话，在临床方面也是有益的。如上所述，在座谈会中我们选择了其中的6例病例，关注其内镜所见进行了研究，因此也请大家务必参考一下本书的"座谈会"相关内容。

在本次研究中，虽然没有实现制定上皮内肿瘤诊断标准的目标，但希望以本次研究为开端，能够制定出更加客观、浅显的诊断标准。

参考文献

[1]食管"dysplasia"の存在を問う．胃と腸 26: 129–208, 1991.
[2]食管dysplasia—経過観察例の検討．胃と腸 31: 693–778, 1996.
[3]食管扁平上皮dysplasia—診断と取り扱いをめぐって．胃と腸 42: 127–238, 2007.
[4]Hamilton SR, Aaltonen LA（eds）. World Health Organization Classification of Tumours. Pathology and Genetics of Tumours of the Digestive System, 3rd ed. IARC press, Lyon, 2000.
[5]日本食管学会（編）．臨床・病理食管癌取扱い規約，第10版．金原出版，2007.
[6]日本食管学会（編）．臨床・病理食管癌取扱い規約，第11版．金原出版，2015.
[7]WHO Classification of Tumours Editorial Board（ed）. WHO Classification of Tumours, Digestive System Tumours, 5th ed. IARC, Lyon, 2019.
[8]渡辺玄，味岡洋一，小林正明，他．食管扁平上皮dysplasiaの病理診断．胃と腸 42: 129–135, 2007.
[9]大倉康男．生検標本における食管扁平上皮dysplasiaの病理組織診断．胃と腸 42: 137–145, 2007.
[10]大倉康男．食管癌取扱い規約に定義された上皮内腫瘍の病理組織学的の検討—食管小扁平上皮癌と上皮内腫瘍．胃と腸 44: 1735–1740, 2009.
[11]八尾隆史，中山秀苗，阿不都卡の依馬木，他．食管上皮内扁平上皮癌とintraepithelial neoplasiaの鑑別．胃と腸 44: 1741–1748, 2009.
[12]大倉康男．食管上皮内腫瘍の取り扱い．日消誌 110: 1738–1744, 2013.
[13]河内洋，中野薫．扁平上皮内腫瘍．大橋健一，河内洋（編）．腫瘍病理鑑別診断アトラス—食管癌，第2版．文光堂，pp 38–45, 2021.
[14]渡辺英伸，多田哲也，岩渕三哉，他．食管"dysplasia"の存在意義はあるのか．胃と腸 26: 133–140, 1991.
[15]Bosman FT, Carneiro F, Hruban RH, et al（eds）. WHO Classification of Tumours of the Digestive System, 4th ed. IARC, Lyon, 2010.
[16]Kobayashi M, Kawachi H, Takizawa T, et al. p53 mutation analysis of low-grade dysplasia and high-grade dysplasia/carcinoma in situ of the esophagus using laser capture microdissection. Oncology 71: 237–245, 2006.
[17]河内洋，小林真季，滝澤登一郎，他．食管上皮内腫瘍性病変の組織像と遺伝子異常．胃と腸 42: 173–186, 2007.
[18]石黒信吾，春日井務，星田義彦，他．追跡例からみた食管異形成（dysplasia）—第33回食管色素研究会「食管dysplasia（異形成）を考える」のまとめを中心に．胃と腸 31: 695–704, 1996.
[19]渡辺英伸，松田圭二．食管dysplasia（異形成）の組織診断．胃と腸 31: 705–761, 1996.
[20]大倉康男．食管扁平上皮dysplasiaの組織診断—特集のまとめ．胃と腸 42: 187–218, 2007.

各病例的诊断与解说

[病例1]（病例提供者：小山 恒男，佐久医疗中心内镜内科）

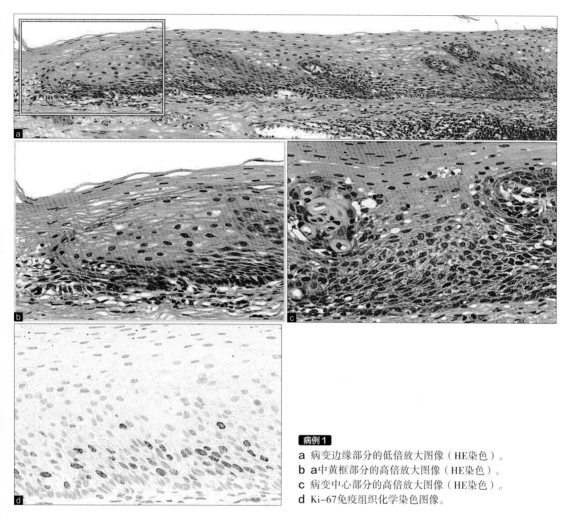

病例1
a 病变边缘部分的低倍放大图像（HE染色）。
b a中黄框部分的高倍放大图像（HE染色）。
c 病变中心部分的高倍放大图像（HE染色）。
d Ki-67免疫组织化学染色图像。

诊断结果

	分类				
	非肿瘤	鳞状上皮内肿瘤	上皮内癌	浸润癌	其他
回答人数	1	6	1	0	1

回答其他的诊断为"不典型上皮，不确定为肿瘤"

点评●内镜下为淡染色的病变。病理组织学上发现存在区域性，有轻度的核肿大、细胞密度增加，但异型较弱，没有发现可以视为癌的异型。在细胞密度较高的部位，需要与上皮内癌进行鉴别。Ki-67 阳性细胞以基底旁层为中心，不均匀地分布在 4 ~ 5 层。

6 名医生诊断为鳞状上皮内肿瘤。另外，诊断为非肿瘤、上皮内癌、异型上皮（不典型上皮，不确定为肿瘤）的各 1 人。详细信息请参考"座谈会"**［病例 1］**。

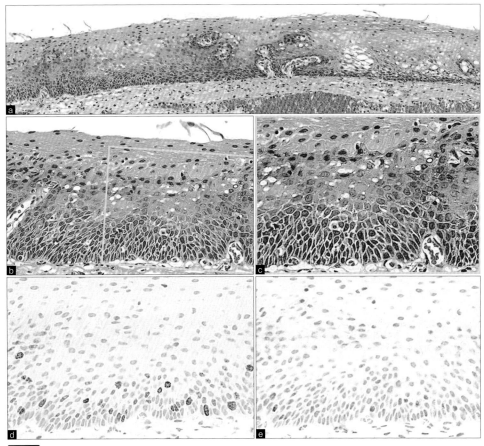

病例2

a 病变边缘部分的低倍放大图像（HE染色）。

b 病变中心部分的中等放大图像（HE染色）。

c b中黄框部分的高倍放大图像（HE染色）。

d Ki-67免疫组织化学染色图像。

e p53免疫组织化学染色图像。

诊断结果

	分类				
	非肿瘤	鳞状上皮内肿瘤	上皮内癌	浸润癌	其他
回答人数	3	2	4	0	0

　　点评●该病例在内镜下为边界不清晰的淡染色的病变。在病理组织学上其区域性也有些模糊，因此有回答非肿瘤（3人）和肿瘤（6人）的情况，意见存在分歧。关于该病例，虽然可以看到细胞密度增加、细胞异型、表层分化，但各病理医师的判断标准会影响其最终的判断。判断为非肿瘤的病理医师指出，需要与癌进行鉴别但区域性不清晰，并诊断为伴有表层性的上皮损伤的反应性异型。另一方面，发现区域性的病理医师判断为肿瘤性，并从细胞异型诊断为鳞状上皮内肿瘤或上皮内癌。在免疫组织化学方面，Ki-67 阳性细胞也分布在基底层，肿大的核也发现了阳性图像。详细信息请参考"座谈会"中的[**病例 2**]。

[病例3]（病例提供者：小山 恒男，佐久医疗中心内镜内科）

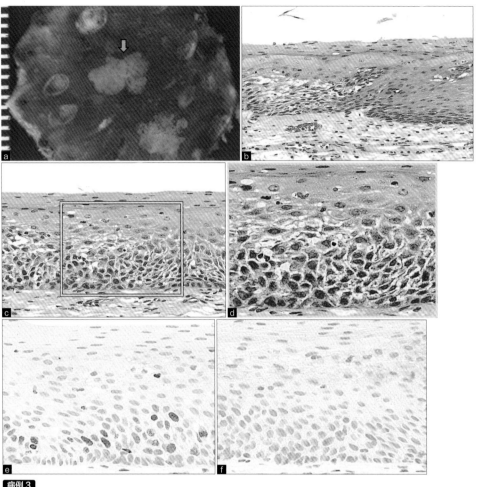

病例3

a ESD标本（卢戈氏液染色，关注区域如绿色箭头部分所示）。
b 病变边缘部分（HE染色）。
c 病变中心部分的中等放大图像（HE染色）。
d c中黄框部分的高倍放大图像（HE染色）。
e Ki-67免疫组织化学染色图像。
f p53免疫组织化学染色图像。

诊断结果

	分类				
	非肿瘤	鳞状上皮内肿瘤	上皮内癌	浸润癌	其他
回答人数	0	1	8	0	0

点评●内镜下为边缘不规整的长径6 mm的不染色病变。病理组织学上有区域性，核形状不规整，有染色质增加的区域，考虑是上皮内癌。Ki-67阳性细胞不均匀地分布在4～5层。p53染色为全阴性状态。

8名医生诊断为上皮内癌，1名医生诊断为鳞状上皮内肿瘤。

[病例4]（病例提供者：小山 恒男，佐久医疗中心内镜内科）

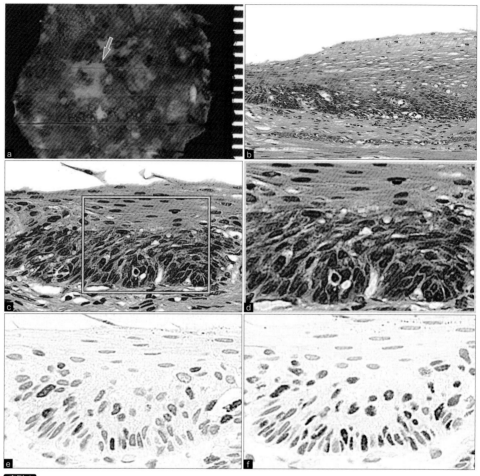

病例4

a ESD标本（卢戈氏液染色，关注区域如蓝色箭头部分所示）。
b 病变边缘部分（HE染色）。
c 病变中心部分的中等放大图像（HE染色）。
d c的黄框部分的高倍放大图像（HE染色）。
e Ki-67免疫组织化学染色图像。
f p53免疫组织化学染色图像。

诊断结果

	分类				
	非肿瘤	鳞状上皮内肿瘤	上皮内癌	浸润癌	其他
回答人数	0	0	7	2	0

点评●长径约 5 mm 的不染色病变。病理组织学上有区域性、核异型明显，是恶性肿瘤性病变。基底侧的核异型为重度，且密度较高。从 Ki-67 阳性细胞、p53 阳性细胞的分布来看，明确为鳞状上皮癌。

7 人回答诊断为上皮内癌，而 2 人判断其有向下方的增殖部位的压迫性浸润，诊断为浸润癌。

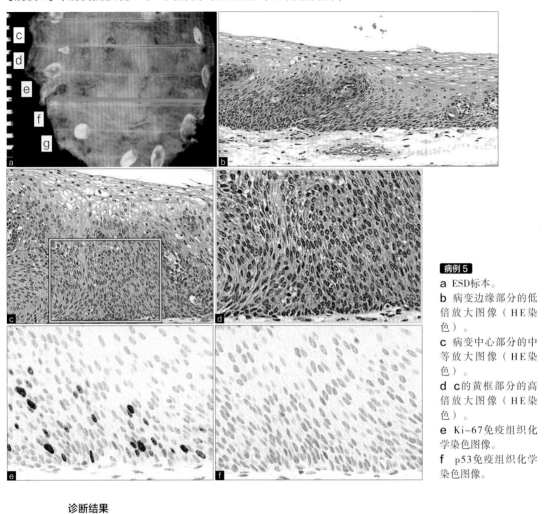

病例5

a ESD标本。

b 病变边缘部分的低倍放大图像（HE染色）。

c 病变中心部分的中等放大图像（HE染色）。

d c的黄框部分的高倍放大图像（HE染色）。

e Ki-67免疫组织化学染色图像。

f p53免疫组织化学染色图像。

诊断结果

	分类				
	非肿瘤	鳞状上皮内肿瘤	上皮内癌	浸润癌	其他
回答人数	1	3	5	0	0

点评●内镜下是边缘不规整、部分隆起的病变。病理组织学上细胞密度高，但也可以考虑与乳头延长有关。构成细胞比较规整，呈纺锤形（fusocellular pattern）。

5人诊断为上皮内癌，3人诊断为鳞状上皮内肿瘤（8人回答诊断为肿瘤性病变）。判断为非肿瘤的1名病理医师将所谓的乳头状瘤（不是真正的肿瘤）作为推测的病变列举了出来。

[病例6]（病例提供者：小山 恒男，佐久医疗中心内镜内科）

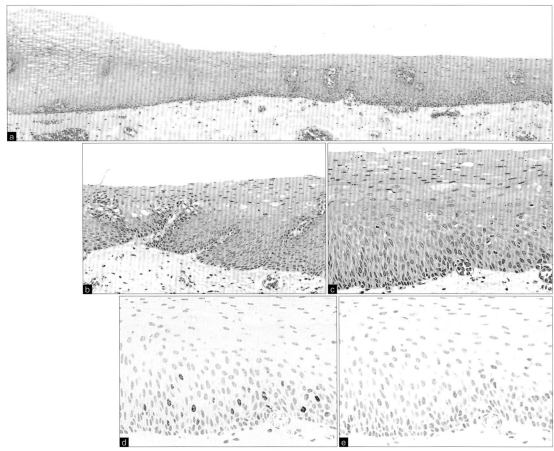

病例6
a 病变部边缘部分的低倍放大图像（HE染色）。
b 病变中央的上皮层的厚度产生变化部位的中等放大图像（HE染色）。
c 病变中心部分的高倍放大图像（HE染色）。
d Ki-67免疫组织化学染色图像。
e p53免疫组织化学染色图像。

诊断结果

	分类				
	非肿瘤	鳞状上皮内肿瘤	上皮内癌	浸润癌	其他
回答人数	0	6	1	2	0

点评●内镜下是与癌相邻的圆形的不染色病变。虽然病理组织学上稍不清晰，但可以发现区域性，判断为肿瘤，而其核异型为轻~中等程度，缺乏多形性，细胞密度也不是很高。Ki-67 阳性细胞在基底旁层稀疏分布。没有发现 p53 过度表达。

6 人诊断为鳞状上皮内肿瘤，也是最多的回答。诊断为上皮内癌、浸润癌的病理医师分别是 1 人、2 人。病变部分的上皮成分厚度与周围的黏膜相比向下方增加，2 名病理医师据此判断为向黏膜固有层的膨胀性浸润。详细情况请参考"座谈会"中的[病例 6]。

[病例7]（病例提供者：竹内 学，长冈红十字医院消化器内科）

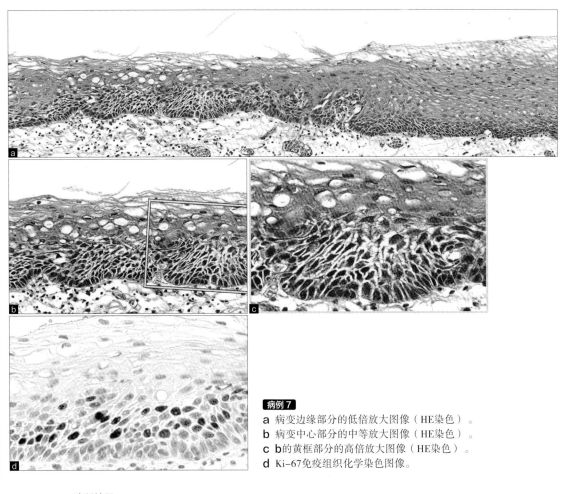

病例7
a 病变边缘部分的低倍放大图像（HE染色）。
b 病变中心部分的中等放大图像（HE染色）。
c b的黄框部分的高倍放大图像（HE染色）。
d Ki-67免疫组织化学染色图像。

诊断结果

	分类				
	非肿瘤	鳞状上皮内肿瘤	上皮内癌	浸润癌	其他
回答人数	2	2	5	0	0

　　点评●内镜下是边缘稍不规整的淡染色病变。在病理组织学上可见区域性，可以判断为肿瘤。有轻度多形性、核浓染的异型细胞分布在上皮内的下 1/2 部分。基底层的排列虽然有轻度紊乱，但 Ki-67 阳性细胞的分布较少。

　　诊断为表层分化型的上皮内癌的意见最多，为 5 人。诊断为鳞状上皮内肿瘤的病理医师有 2 人，但他们也指出不能否定上皮内癌。2 人诊断为非肿瘤。详细情况请参考"座谈会"中的[**病例 7**]。

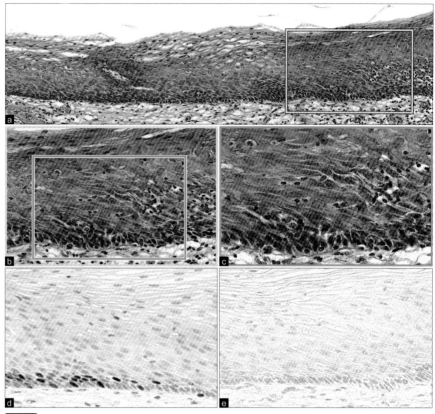

病例8

a 病变的中央部分（HE染色）。
b a的黄框部分的高倍放大图像（HE染色）。
c b的基底侧（蓝框部分）的高倍放大图像（HE染色）。
d Ki-67免疫组织化学染色图像。
e p53免疫组织化学染色图像。

诊断结果

	分类				
	非肿瘤	鳞状上皮内肿瘤	上皮内癌	浸润癌	其他
回答人数	7	2	0	0	0

点评●内镜下是与不染色病变相邻的边界不清的淡染色病变。病理组织学上其区域性不明显，上皮内可见较大范围的以淋巴细胞为主的炎症细胞浸润，核小体轻度肿大，细胞密度增加也非常轻微，但没有观察到染色质增加、核膜肥厚。黏膜固有层也有淋巴细胞浸润，考虑是由炎症引起的异型。在 Ki-67 免疫组织化学染色中，在基底层有极少数阳性细胞分布，基底旁层2 ~ 3 层有阳性细胞分布。未发现 p53 的过度表达。

9 名病理医师中有 7 名诊断为非肿瘤，大多指出是炎症引起的变化。诊断为鳞状上皮内肿瘤的 2 名医师评价了区域性、核肿大、核大小不等等因素。详细信息请参考"座谈会"中的[病例 8]。

[病例9]（病例提供者：竹内 学，长冈红十字医院消化器内科）

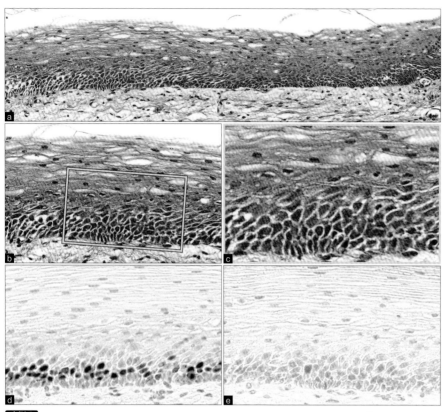

病例 9
a 病变边缘部分的低倍放大图像（HE染色）。
b 病变中心部分的中等放大图像（HE染色）。
c b的黄框部分的高倍放大图像（HE染色）。
d 病变中心部分的Ki-67免疫组织化学染色图像。
e 病变中心部分的p53免疫组织化学染色图像。

诊断结果

	分类				
	非肿瘤	鳞状上皮内肿瘤	上皮内癌	浸润癌	其他
回答人数	3	3	2	0	1

其他回答诊断为乳头状瘤（虽然没有作为病理组织学图像展示出来，但观察到1处显示乳头
状增殖的部位）

　　点评●内镜下为边界不清且边缘不规整的淡染色的病变。病理组织学上的区域性不明显，
病理医师评价不一。上皮深层 1/2 的细胞密度略有增加，可以理解为表层分化的病变。但是，
在黏膜固有层淋巴细胞浸润明显增加，部分分布在上皮内。
　　3 名病理医师将细胞异型评价为炎症引起的反应性，诊断为非肿瘤。5 名病理医师发现有
区域性，其中 3 名病理医师诊断为鳞状上皮内肿瘤，2 名病理医师诊断为上皮内癌。本病例的
区域性、异型度的评估因病理医师不同而异，是诊断极其困难的病变。免疫组织化学染色未对
诊断提供有用的信息也是原因之一。详细信息请参考"座谈会"中的[病例 9]。

[病例10]（病例提供者：竹内 学，长冈红十字医院消化器内科）

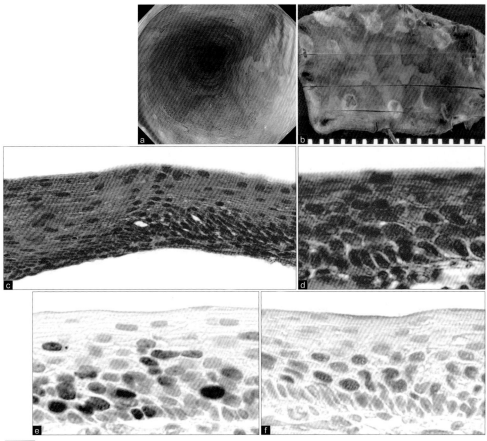

病例10

a 内镜图像
b ESD标本（卢戈氏液染色）。
c 病变边缘部分的低倍放大图像（HE染色）。
d 病变中心部分的高倍放大图像（HE染色）。
e Ki-67免疫组织化学染色图像。
f p53免疫组织化学染色图像。

诊断结果

	分类				
	非肿瘤	鳞状上皮内肿瘤	上皮内癌	浸润癌	其他
回答人数	2	3	4	0	0

点评●内镜下是边缘不规整的不染色带病变。病理组织学上虽然有些不清晰，但还是可见区域性，7人判断为肿瘤性(鳞状上皮内肿瘤和上皮内癌)。异型细胞的细胞密度稍高，有核肿大。虽然显示有表层分化，但即使在最表层，其核也较圆。在 Ki-67 免疫组织化学染色中，在基底细胞中散在分布少数阳性图像。

4 人诊断为上皮内癌，3 人诊断为鳞状上皮内肿瘤。2 人未发现区域性，对其异型评估为反应性。上皮层较薄，这是与再生异型的鉴别存在问题的病变，病理医师之间的意见不一。

[病例11]（病例提供者：竹内 学，长冈红十字医院消化器内科）

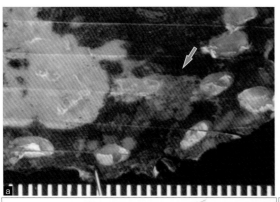

病例 11

a ESD标本（关注区域如蓝色箭头部分
所示）。
b 病变中心部分的高倍放大图像。
c 病变边缘附近部分的高倍放大图像。
d Ki-67免疫组织化学染色图像。
e p53免疫组织化学染色图像。

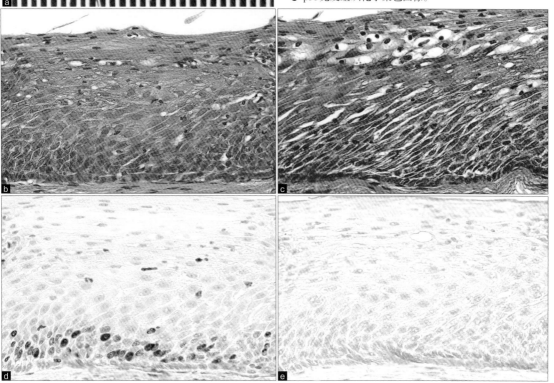

诊断结果

	分类				
	非肿瘤	鳞状上皮内肿瘤	上皮内癌	浸润癌	其他
回答人数	1	3	5	0	0

点评●与明显的上皮内癌相邻的淡染色病变。从病理组织学上来看，是难以判断区域性的
病变。细胞密度较高，异型细胞广泛分布到表层附近。

5人诊断为上皮内癌，3人诊断为鳞状上皮内肿瘤。诊断为非肿瘤的1人，评估其为炎症
性变化，但也指出有必要与鳞状上皮内肿瘤进行鉴别。

［病例12①、②］（病例提供者：竹内 学，长冈红十字医院消化器内科）

病例12①

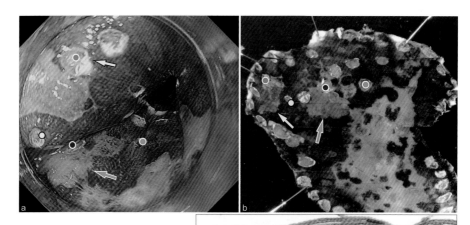

病例12

a 内镜图像（蓝色箭头：病例12①；黄色箭头：病例12②）。
b ESD标本（蓝色箭头：病例12①；黄色箭头：病例12②）。
c 中心部分的高倍放大图像（HE染色）。
d 中心部分的Ki-67免疫组织化学染色图像。
e 中心部分的p53免疫组织化学染色图像。

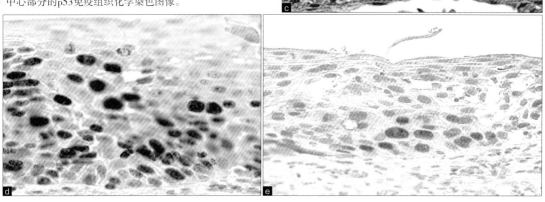

诊断结果

	分类				
	非肿瘤	鳞状上皮内肿瘤	上皮内癌	浸润癌	其他
回答人数	0	0	9	0	0

点评●是与占据2/3周的不染色区相邻的边缘不规整的不染色病变（长10 mm）。病理组织学上显示区域性，异型细胞密集增殖。基底层也有Ki-67阳性细胞分布，可以发现p53过度表达。

9名医师都诊断为上皮内癌。

病例12②

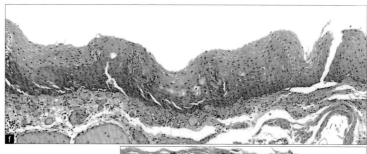

病例12（续）

f 边缘部分的低倍放大图像（HE染色，绿色虚线部分怀疑有分界面。
g 中心部分的高倍放大图像（HE染色）。
h 中心部分的Ki–67免疫组织化学染色图像。
i 中心部分的p53免疫组织化学染色图像。

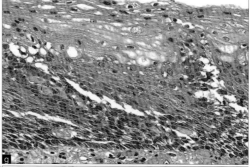

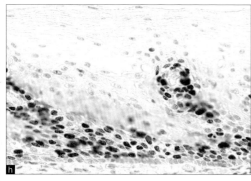

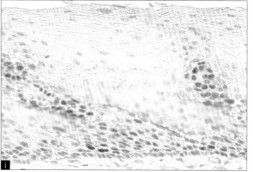

诊断结果

	分类				
	非肿瘤	鳞状上皮内肿瘤	上皮内癌	浸润癌	其他
回答人数	3	2	4	0	0

点评● 与［**病例12**①］相邻，是非连续性存在的边缘规整的不染色~淡染色病变（长7 mm）。病理组织学上其区域性稍模糊，基底侧~基底旁层的细胞密度较高，但核排列比较一致，染色质增加的程度也非常低。虽然也观察到表层分化，但可以观察到表层附近的异型细胞核轻微肿大。在 Ki–67 免疫组织化学染色中，以基底旁层为中心 3~4 层有阳性细胞分布（病例12 **图 h** 中可见沿乳头向上方扩散）。

4 人诊断为上皮内癌，2 人诊断为鳞状上皮内肿瘤。3 人诊断为非肿瘤，其中 2 人回答为由炎症引起的反应性上皮。这是一个由于对区域性的判断、异型度的处理方式等不同而产生意见分歧的病变。

座谈会

关于食管上皮内肿瘤的疑问 ——基于问卷调查的情况

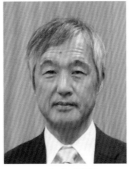

〔主持人〕小山 恒男
佐久医疗中心内镜内科

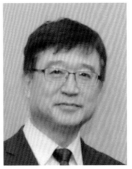

〔主持人〕新井 富生
东京都健康长寿医疗中心
病理诊断科

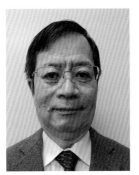

真能 正幸
大阪医疗中心
临床检查科·病理诊断科

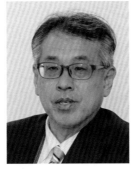

八尾 隆史
顺天堂大学大学院
医学研究科人体病理病态学

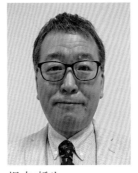

根本 哲生
昭和大学横滨市北部病院
临床病理诊断科

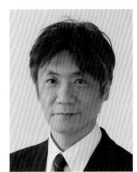

河内 洋
癌研究会有明病院病理部

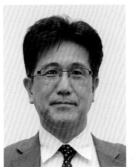

竹内 学
长冈红十字医院消化器内科

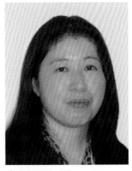

高桥 亚纪子
佐久医疗中心内镜内科

目录

前言

小山 今天非常感谢各位在百忙之中来参加我们的座谈会。本次座谈会以"关于食管上皮内肿瘤的疑问——基于问卷调查的情况"为主题，我们邀请了日本代表性的消化道病理医师和临床医师一起来对其诊断进行讨论，由我本人和新井老师担任主持人。

众所周知，自 2000 年的《WHO 分类（第 3 版）》中首次提出食管上皮内肿瘤（intraepithelial neoplasia，IN）这一概念至今已经过去了 20 多年。然而另一方面，现实的情况是 IN 的病理诊断学的诊断一致率非常低。另外，IN 的内镜特征也未完全明确。

因此，在本次座谈会中，我们从佐久医疗中心和长冈红十字会医院中收集了总计 41 例疑似 IN 的病例，从中选择了 12 个病例，让今天参加座谈会的，包括新井老师、真能老师、八尾老师、根本老师和河内老师在内的 9 位病理医师提前进行了病理诊断。在此当中，我们又进一步缩小至 6 个病例，想与我们的临床医师一起进行研究探讨。希望通过本次座谈会，在 IN 的诊断方面能达成一些共识。

那么接下来，新井老师，麻烦您为大家做一个整体的导入性介绍，先解释说明一下 IN 的

表1 鉴别肿瘤/非肿瘤时应关注的项目	
反应性变化	（上皮内）肿瘤性变化
·基底层、基底旁层的增生	·高度异型细胞
·非角化型上皮	·角化型上皮
·糖原减少	·奇特的细胞形态
·纤细均匀的染色质	·细胞核重叠
·核小体染色质增加	·核染色质增加
·胞体嗜碱性	·胞体嗜酸性
·核边缘规整	·形态多样
·黏膜炎症	·核边缘不规整
·表层分化	·N/C比高
·上皮内水肿	·核分裂图像增加
·血管内淤血	·异常的核分裂图像

表2 诊断IN时应关注的表现	
结构异型	细胞异型
·分界面（front）、分界线（oblique line）的形成	·核肿大
	·核的大小不一
·基底层的紊乱	·核形状不规整
·细胞密度增加	·核染色质增加
·细胞间水肿	·核小体的清晰化
·分化倾向消失	·细胞极性的紊乱、消失
·异常角化	·异常的核分裂图像
	·出现两核、三核的细胞

（Kobayashi M, et al. p53 Mutation analysis of low-grade dysplasia and high-grade dysplasia/carcinoma in situ of the esophagus using laser capture microdissection. Oncology 71: 237-245, 2006のTable 1を改変して転載）

病理学定位。

病理学上IN的定位

新井 好的，接下来，我就先为大家介绍一般肿瘤和非肿瘤的鉴别要点，然后再对现行的《食管癌处理规约（第11版）》（以下简称现行《规约》）中IN的定义及其与WHO分类之间的关系进行说明。

1. 一般肿瘤/非肿瘤的鉴别要点

新井 首先一般在进行病理学的鉴别时，要判断是否为肿瘤，此时应该关注的项目有核异型和核染色质的量、N/C比等细胞异型因素（**表1**）。另外，也需要关注细胞的排列、区域性、表层分化等结构异型。

2. WHO分类中IN的历史变迁

新井 以前，IN是用"异型增生（dysplasia）"这个术语来表达的，而在2000年发行的《WHO分类（第3版）》中变成了"intraepithelial neoplasia（上皮内肿瘤）"，在上一版的《食管癌处理规约第10版》（以下简称上一版《规约》）中也变成了这个用语。然而在最新的2019年发行的《WHO分类（第5版）》（以下简称现行《WHO分类》）中，则记录为"食管鳞状上皮内肿瘤（异型增生）"（本文记载为

食管鳞状上皮异型增生），给人一种逐渐回归到以前的"异型增生（dysplasia）"的印象。另外，现行《WHO分类》将IN分为低/高级别两类，大部分高级别IN在日本被诊断为上皮内原位癌（carcinoma in situ, CIS）。

像这样，术语本身有变化，其定义在以前不限于肿瘤性病变，也包括那些在不知道是否为肿瘤的东西中有异型的病变等。近年来，IN一般被认为是肿瘤性病变这样的概念。

3. 在日本IN的定位

新井 现行《规约》中将IN记录在肿瘤项目中，良性上皮性肿瘤和上皮性恶性肿瘤之间，并进行了详细说明。

现行《规约》中，IN与鳞状上皮癌（squamous cell carcinoma, SCC）同样是通过结构异型和细胞异型来进行诊断的。结构异型包括边界面（Front）的形成、基底层的紊乱、细胞密度的增加、细胞间水肿、细胞分化倾向的消失、异常角化等要点；细胞异型通过核肿大、核大小不一、核形态不规整、核染色质增加、核小体的清晰化、细胞极性紊乱、核分裂图像异常等因素来进行判断（**表2**）。

关于SCC和IN的区分，现行《规约》进行了变更——即在现行《WHO分类》以及上一版《规约》中被认为是"高级别上皮内肿瘤"

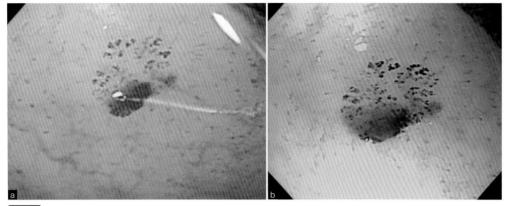

图1

的病变中，如果能够诊断为 SCC，那么其浸润深度诊断为 pT1a-EP。也就是说，在上一版《规约》中被定义为 IN，且可以诊断为 SCC 的病变，在现行《规约》中都被从 IN 中剔除，将那些不能说是癌的肿瘤性的上皮内异型病变称为 IN。因此，无法进行排除诊断的话，现在仍然是较难以处理的病变。另外，在难以鉴别是肿瘤性还是非肿瘤性的情况下，我们并不将其诊断为 IN，而是"不典型上皮，不确定为肿瘤（atypical epithelium, indefinite for neoplasia）"，因为 IN 的定义始终还是强调其为肿瘤性病变。

现行《规约》中记载的病例有 3 张 HE 染色图像，其中 2 张为内镜黏膜下层剥离术（endoscopic submucosal dissection，ESD）切除病例图像。我们分别展示其内镜图像（**图1**）和 ESD 切除标本（**图2**）。为了仔细检查**图2a** 中黄色箭头部位的病变，将其切除，主病变旁边的白箭头部位为 IN。碘染色后（**图2b**）为不染色区。像这样，主病变的旁边有时会同时存在 IN。**图2c、d** 是现行《规约》中记载的病理组织学图像。IN 有一定的区域性（**图2c**，蓝色箭头部位）。在 IN 中，虽然可以观察到细胞密度增加、细胞间肿胀、极性紊乱等，但还不能断言是癌。在 Ki-67 染色图像（**图2e**）中，基底层大部分呈阳性，在 p53 染色图像（**图2f**）中未发现过度表达。**图3** 是我以前绘制的诊断 IN，或鳞状上皮内肿瘤性病变时用

的算法。从是否有异型，是否为肿瘤性，异型的程度等因素来判断是否足以诊断为癌的观点来看，如果是肿瘤，其异型的程度作为癌来说不充分的话就归类为 IN，如果足够的话就归类为癌。

综上所述，对于食管病变要综合判断**表1**、**表 2** 中所记载的项目。所以，是否诊断为癌或 IN，病理医师不同，其判断也有差异。因此，我也希望在本座谈会上能取得一定程度的共识。

4. 现行《规约》与现行《WHO分类》的对应关系

新井 图4是现行《规约》和现行《WHO分类》中对 IN 在概念方面认识差异的比较图。现行《规约》中的CIS，相当于现行《WHO分类》中的高级别IN。根据各个病例的不同，对应也有所不同，不过，我认为大致可以这样进行对比。

5. IN的临床处理

新井 在临床实践中处理IN时，修订版维也纳分类作为与治疗方法相关的分类是很重要的。现行《WHO分类》中被认为是低级别IN的被分类为类别3，处理方法为随访观察或者内镜切除；高级别IN或CIS被分类为类别4，处理方法为内镜切除。日本的IN几乎相当于现行WHO分类中的低级别IN，如果诊断为IN的话，就可以在进行介入治疗前设置一段可以随访观察的时

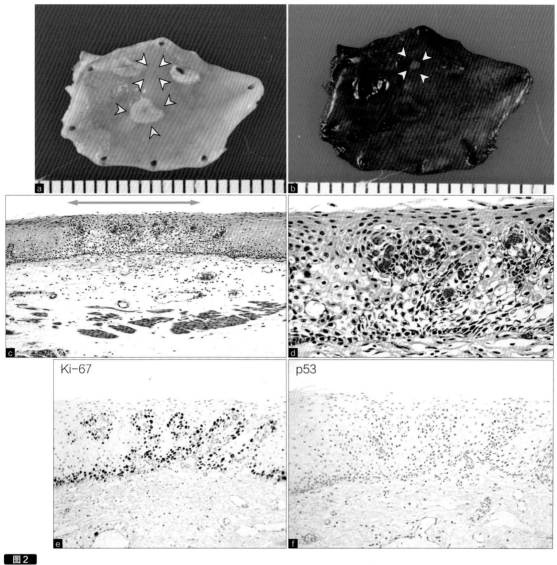

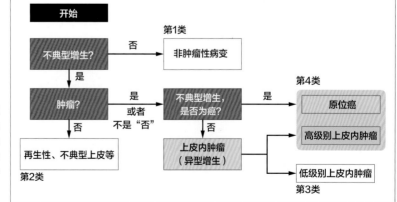

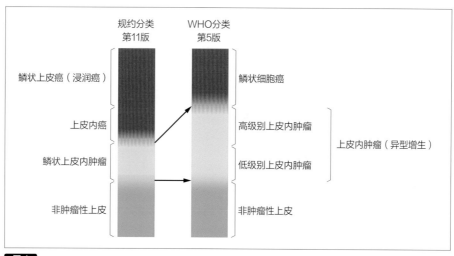

图4

在日本，上皮内肿瘤中可以诊断为癌的病变归类为SCC。

［大橋健一，他（編）．食道癌，第2版．文光堂　p 6, 2021より転載］

间。从这个意义上来说，期待在今后的治疗中能够应用修订版维也纳分类。

6. 本座谈会的研究议题

新井　总结一下前面我说的，今天想就"针对虽然不能说是癌，但是却有异型的病变，应该如何诊断"这一主题进行讨论。特别是，癌的诊断标准是什么？肿瘤性病变的诊断标准是什么？治疗方针应该怎样？我们都应该深入地进行探讨，也希望能在本座谈会上取得一定程度的共识。

另外，样本的采集方法不同，对标本的诊断也会发生一些变化。因为活检很难进行范围诊断，所以除了进行区域性的评价以外，还必须诊断是否为 IN。另一方面，在内镜的切除标本、外科的切除标本中，在某种程度上可以评价其区域性，所以也可用于 IN 的诊断。在本座谈会上，会前诊断提供的 12 个病例使用的都是切除标本，因此也请各位注意这一点并进行讨论。

临床上IN的定位

1. IN的内镜图像模式①～③

小山　接下来，我来谈一谈临床医师眼中的 IN。通过对本座谈会收集的怀疑为IN的病例进行调查，我们发现IN有3种内镜图像模式——①在癌的附近，碘染色为淡染；②通过白光（white light imaging，WLI）图像，窄带成像（narrow band imaging，NBI）图像可以发现病变，碘染色为淡染～正常染色；③通过内镜图像难以发现病变，而且碘染色呈正常染色。①～③都存在区域性，但是没有像癌那样的血管异型。

①在常规内镜图像中无法发现，偶尔会在癌的附近有碘染色淡染区，仔细检查的话，虽然不像癌那样明显，但会怀疑是肿瘤，就像"癌的附赠品"一样。②可以在 WLI 图像和 NBI 图像中发现，但会被碘染色。③在常规内镜图像中几乎无法发现，而且碘染会着色，但是经过病理组织学确认，就会怀疑是肿瘤，特别是③从临床方面发现是极其困难的。下面，我分别展示相关的代表病例。

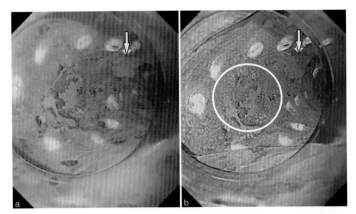

图5 ［病例1］

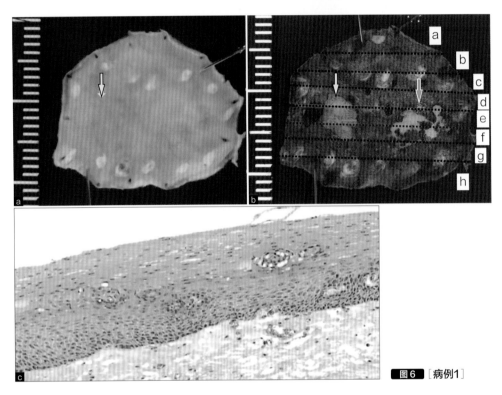

图6 ［病例1］

2. 模式①～③的内镜图像的展示

小山　首先是①的代表病例［**病例1**］。在**图5**中，在NBI图像中发现了主病变（**图5b**，白色圆圈部分），但没有发现其右侧紧邻的怀疑为IN的病变（**图5a、b**，黄色箭头部分）。与主病变相比，怀疑为IN的病变形状是圆形的。在切除标本（**图6b**）中也是一样，用蓝色箭头标注的主病变形状不规整，但是怀疑为IN的黄色箭头部分为圆形。**图6a、b**中黄色箭头部分的

病理组织学图像如**图6c**所示。在会前的病理诊断结果中，IN最多，有6人；CIS、非肿瘤以及其他各1人。

下面是②的代表病例［**病例2**］。在内镜图像中可以识别病变部分（**图7a～c**），如果进行碘染色，病变部分就会被染色（**图7d**）。NBI图像和碘染色图像（**图7c、d**）中蓝色箭头所指为相同的部分，但茶色区域中极少一部分变成淡染，一部分却为浓染。在 1% 亚甲蓝

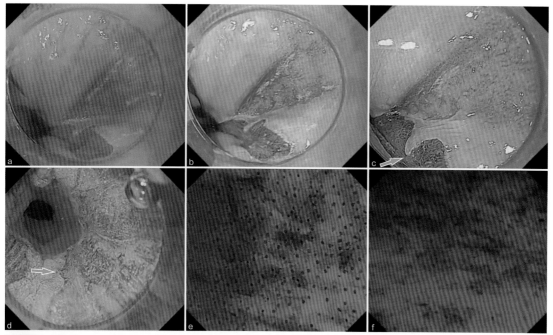

图7 ［病例2］

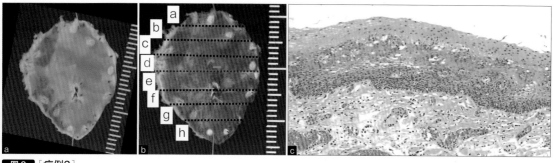

图8 ［病例2］

染色的细胞内镜图像中，与背景黏膜（**图7e**）相比，病变部分的核密度较高（**图7f**），表现异常。但是，切除组织后意外没有发现异常（**图8**）。本病例的病理诊断结果有些割裂，4人为CIS，3人为非肿瘤，2人为IN。

最后是③的代表病例。本病例虽然没有列入今天探讨的6个病例中，但却是诊断非常困难的病例。WLI图像（**图9a**）中蓝色箭头部分有少许隆起，所以从这里取了活检，怀疑为SCC，之后被介绍至本院。但是，NBI图像中几乎没有区域性（**图9b**）。而且，在碘染色后病变部分也会染色（**图9c**）。在切除组织前，

通过1%亚甲蓝染色的细胞内镜图像进行确认，与背景（**图9d**）相比，病变部分（**图9e**）几乎看不到核异型，但黄色圆圈部分的核密度稍高。在切除标本（**图10a、b**）中，**图10b**的红色圆圈部分周边稍微隆起，可以观察到粗大的血管，碘染色（**图10d**）后病变部分染色。病理组织学图像（**图10e**）中发现异型，病理诊断结果中CIS最多，为5人，IN为3人，非肿瘤为1人。另外，由于内镜机器的发展迭代，我们可以得到非常高画质的内镜图像，所以内镜图像中每一根血管都可以与切除标本进行对比。因为在**图11a**的蓝线部分发现了癌，所以

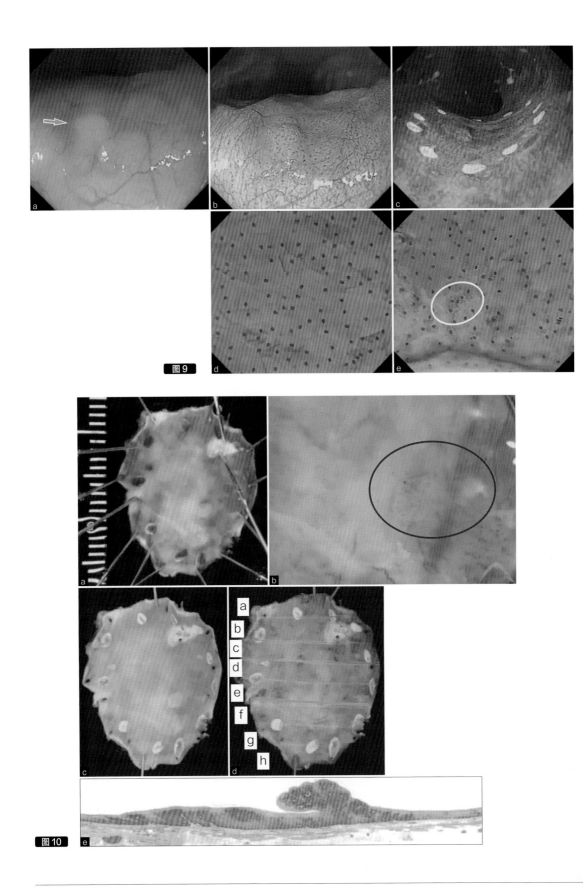

图9

图10

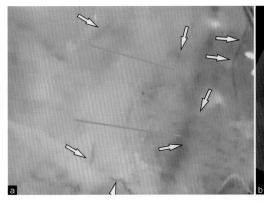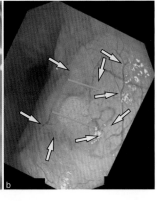

图11

a和b的黄色箭头部分分别表示同一血管。

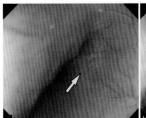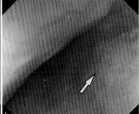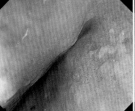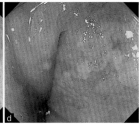

图12 ［病例8］

需要回顾一下**图11b**中蓝线部分的范围内是否存在肿瘤。

综上所述，从内镜图像可以分为以下3种模式：①在癌的附近，碘染色为淡染；②通过WLI图像、NBI图像可以发现病变，而碘染色为淡染~正常染色；③通过内镜图像难以发现病变，而且碘染色呈正常染色。接下来，我想请各位看看实际的病例，听听老师们的意见。那么，从［**病例8**］开始，有请竹内老师。

病例研究
［病例8］诊断结果大多为非肿瘤的病例（长冈红十字医院）

1. 临床所见
竹内 病变位于胸部中部食管（Mt）区域右侧壁（**图12a、b**，黄色箭头部分），可见血管透见性略下降的微白色调的病变。仔细观察，可以发现在白色调中有稍微平坦、白色稍弱的部分。

对病变部分进行NBI观察（**图12c、d**），虽然可见少许茶色区域，但是白色调的部分不是茶色，也看不到血管。**图12a、b**中稍微发红的部分，无论是远景图像（**图12c**）还是近景图像（**图12d**）都只能发现血管扩张。

其次，感兴趣区域以蓝色和红色2处标记表示（**图13**）。NBI放大图像（**图13c、d**）中，与**图12c、d**一样，白色区域看不到血管，茶色区域血管稍微扩张。碘染色图像（**图13e、f**）中，肛侧淡染，口侧深染。

NBI图像可以发现一定的区域性，但是按日本食管学会分类（JES-SCC分类）判断为A型血管，内镜诊断为IN，进行了内镜切除。

图14a是切除后的固定标本，**图14b**是切除标本切割后碘染色图像，希望病理医师们讨论研究的是4号切片。

小山 高桥老师，也请谈谈您的临床诊断。

高桥 **图12a、b**的WLI图像中，黄色箭头部分有点白浊，怀疑为肿瘤的表现。但是，在这个阶段还只是白浊，所以不能确切诊断到底是

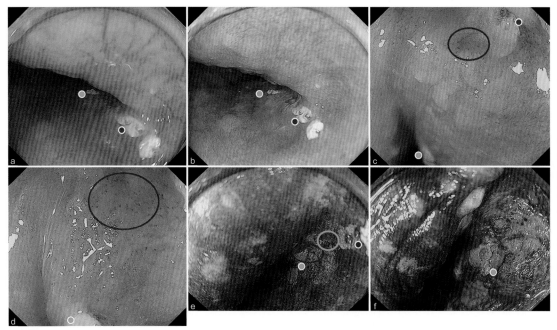

图13 ［病例8］

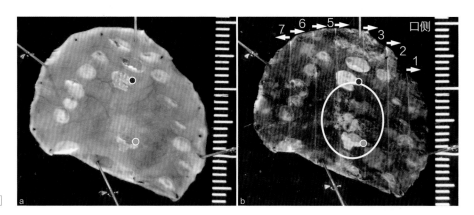

图14 ［病例8］

SCC还是IN。

NBI图像（**图12c、d**）中，白浊部分的图片解读较难。不过，因为淡茶色区域有边界，所以考虑该部分怀疑是肿瘤的表现。在NBI放大图像中，白浊部分无法看见血管，但是在其间隙的淡茶色区域中，可以发现轻度扩张的血管（**图13c、d**，红色圆圈部分）。但是没有发现血管不规整，所以诊断为A型血管。

碘染色图像中，白浊部分（**图13e**，红色圆圈部分）略呈淡染，但被判断为A型血管的部分（**图13e**，蓝色圆圈部分）稍微染色。基

于以上情况，碘染色图像中病变部位被染色，淡茶色区域中有A型血管的部分诊断为IN，白浊部分怀疑是鳞状上皮增生。

小山 也就是说，最终判断为肿瘤的依据，比起碘染色图像，更优先考虑NBI图像、NBI放大图像。

高桥 是的。优先考虑了NBI图像中的区域性，以及NBI放大图像中的A型血管。

2.病理所见

小山 那么，接下来请新井医生对病理所见的情况进行说明。

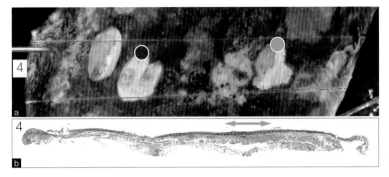

图15 ［病例8］

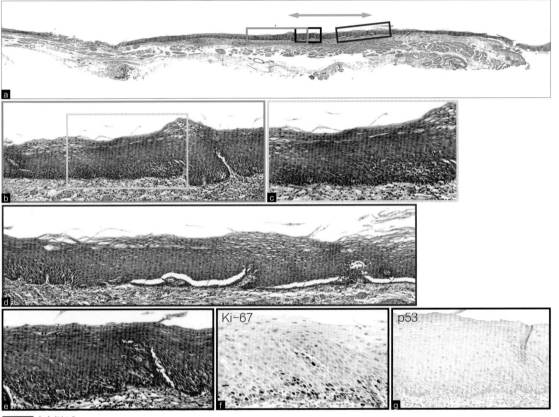

图16 ［病例8］

新井 图15是把关注区域的4号切片的标本（图14b）逆时针旋转90°，将病理组织学图像和比例尺进行组合而成的。切除标本的不染色区域相当于病理组织学图像（图16a）中蓝色箭头部分，不染色区域紧邻左侧的淡染区相当于蓝色箭头部分的左侧。

图16b是将不染色区及紧邻左侧的部分进行放大的图像，但边界不太清楚。本病例中最

引人关注的是上皮内的淋巴细胞浸润，特别是黏膜固有层也有淋巴细胞浸润。乍一看，细胞密度增加，但其特征是每一个细胞的大小都比较均匀一致。图16c是图16b提高放大倍率的病理组织学图像。虽然基底旁层也有细胞密度上升的地方，但几乎看不到核染色质的量的增加等。另外，各个细胞的大小也比较一致，淋巴细胞浸润明显。在肛侧不染色区的边界部

分（**图 16d**），细胞密度似乎有变化，但边界不太清楚。肛侧也和口侧一样，可以发现上皮内淋巴细胞浸润。

病变大致中央部位的病理组织学图像见**图 16e**。和**图 16c**一样，在某种程度上保持了基底层的排列。接下来，**图 16e** 中相同部位的免疫组织化学染色图像见**图 16f、g**。Ki-67（**图 16f**）染色，基本上保持了基底层的排列，在基底旁层可以发现有数层 Ki-67 阳性细胞的表达。p53（**图 16g**）无法评价。

3. 病理诊断结果的详细情况和讨论

新井　根据病理诊断结果，全部9人中有7人认为是非肿瘤，2人认为是IN。认为是非肿瘤的具体内容中，"炎症引起的异型"这一意见占了大半。认为是IN的人对区域性和核肿大进行了评价，但也有评论指出"大小不同，缺乏核染色质增量"。因此，虽然是都是相似的所见结果，但各自的判断都有微妙的不同。各位病理医生是如何看待本病例的？

八尾　我根据无核染色质增量，无核膜增厚，可见小的核小体等情况判断为再生上皮。这些表现与反流性食管炎时观察到的鳞状上皮的变化非常相似。核虽然稍微肿大，但对核的形态仔细观察后，判断不是癌。当然区域性不清晰这一观察结果也很重要。

新井　评价为有区域性的老师，有什么意见吗？

根本　我判断有区域性，并诊断为IN。关于区域性，因为有一些主观性，所以很难评判，在**图15、图16**中，关注的区域炎症很强，所以我认为必须考虑这一部分。正如八尾老师所说，我认为核肿大很弱。本病例可能是病变部分接近食管胃结合部，或者似乎是有反流性食管炎影响的地方。

竹内　病变部分在Mt区域，所以不是所谓的鳞柱结合部（SCJ）附近。

真能　我也觉得可能是炎症性的变化。通过本次座谈会，我们可以看到各种各样的病例，而什么样的病变才考虑为肿瘤，我认为有几个要

点。在本病例中，低倍放大的病理组织学图像中局部有核密度较高，但整体上来看，不太明显。而且，在淋巴细胞浸润的部分，上皮有增厚部分的放大图像中，可以看到细胞密度的升高。的确，由于核的不规整，可以看到少许的异型，但核染色质的量没有增加。综上所述，我最终没有将其作为肿瘤性病变。我认为判断的分水岭是应该把重点放在什么是肿瘤上。

另外，竹内老师、高桥老师提到，在NBI的观察中，可以看到区域性，但是在病理标本上无法判断边界在哪里。病理标本中细胞密度高的部分和低的部分混在一起，导致其区域性不明显，这也是诊断排除肿瘤性病变的理由之一。

新井　总结一下病理方面的意见，其他老师的意见也相同，我认为本病例考虑为非肿瘤性病变。

小山　病理学上认为非肿瘤这一意见较多，竹内老师，您怎么看？

竹内　正如刚才真能老师所说，在病理学上没有明显的区域性，这点在内镜上也支持。NBI观察中发现了少量的茶色区域，虽然有不太明显的区域性，但不是在癌中常看到的那样的区域性。因此，我也赞成非肿瘤这一病理诊断。

小山　在内镜图像中边界也不清楚吧？

竹内　是的。包括碘染色浓染的部分在内，我认为边界不清晰。

小山　从临床方面来看，如果是肿瘤，假如不能在病变上识别其边界的话，就很难判断了。在本病例中，对于病理方面的非肿瘤这一诊断，临床方面似乎也是赞成的。

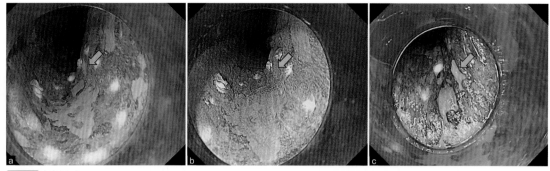

图17 ［病例1］

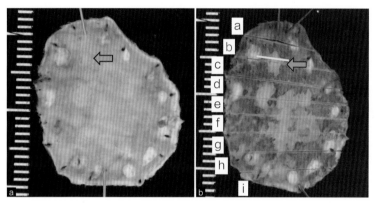

图18 ［病例1］

［病例1］诊断结果大多为IN的病例①（佐久医疗中心）

小山 接下来请高桥老师给大家讲解一下［**病例1**］。

1. 临床所见

高桥 病变位于胸部上段食管（Ut）区域，距门齿25 cm后壁，WLI图像和NBI图像均无法发现病变。口侧的主病变在碘染色中呈形状不规整的不染色区域，而关注区域为肛侧的淡染色区域（**图17**，蓝色箭头部分）。碘染色图像（**图17a**）为淡染，粉红征（PC sign，pink color sign）为阴性，银色征（MS sign，metallic silver sign）为阴性（**图17b**）。碘染色靠近观察图像（**图17c**）中，在淡染色区域中发现有少许圆形区域，因此诊断为IN。

在固定标本（**图18a**）中病变不清楚，但碘染色后，与主病变相比，关注区域呈圆形的淡染色区域（**图18b**，蓝色箭头部分）。希望病理的医生们研究讨论的是切片b的中央部分（**图18b**，黄线部分）。

小山 您说在WLI图像和NBI图像中没有发现病变，主病变癌的诊断可以确定吗？

高桥 不，主病变的癌在WLI图像和NBI图像中也没能发现。

小山 竹内老师，如果只限于对小病变进行诊断的话是什么情况呢？

竹内 正如高桥老师所说，**图18**中蓝色箭头部位的病变，特别是在碘染色靠近观察图像（**图17c**）中为淡染色区且边缘较为锐利，没有发现呈粉红征的不染色区，银色征阴性，从上述这3点来看，我认为不是通常的癌。因此，从WLI图像和NBI图像没有发现病变，碘染色图像呈边缘锐利的淡染色区这种情况来看，我也考虑为IN。

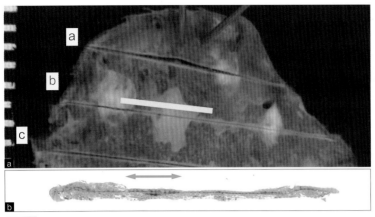

图19［病例1］

小山 像本病例这样的临床所见，是IN的典型病例之一（如前所述的①"癌的附赠品"）吧。通过WLI图像和NBI图像无法识别，但是碘染色后会变成淡染色区，而且形状较圆，没有不规整。接下来，请新井医生介绍一下病理所见。

2. 病理所见

新井 我们截取**图18b**切割图中感兴趣的区域，将病理组织学图像和比例尺合在一起如**图19**所示。切除标本上的黄线部分相当于病理组织学图像中蓝色箭头部分。在蓝色箭头部分的左端部分（**图20b**），虽然不是很清楚，但是可以看到黄线部分附近好像有边界。在边界的右侧，可见核肿大和细胞密度增加，在左侧可见少许变性，但是没有发现黏膜上皮的异型。感兴趣区的右侧边界部分细胞密度较高，与其他的区域之间边界虽然不明显，但还是有的（**图20d**，黄线部分）。病变部分的左端可见核肿大，核染色质也略有增加。另外，也存在有核小体的细胞（**图20b、c**）。但是，要将其诊断为癌的话，给人的印象是异型较弱。在病变部位，上皮的下1/2左右可以看到细胞密度较高的部分（**图20d、e**）。表层的核也正常的话，会变成更接近扁平的形状，但是稍微有点圆。特别是病变附近的放大图像（**图20f**），表层附近的上皮细胞核肿大很明显。

免疫组织化学染色显示，Ki-67（**图20g**）在基底层为阴性，p53（**图20h**）中也没有发现存在过表达。

3. 病理诊断结果的详细情况和讨论

新井 在本病例的病理诊断结果中，IN最多，为6人，非肿瘤、CIS、其他各1人。诊断为IN的医生评论如下："在内镜下有不染色区""细胞异型较弱，但有轻度细胞密度升高""虽然是肿瘤，但没有发现像癌那样的异型"。另外也有人指出"怀疑是癌"。此外，认为本病例存在区域性的人比较多。另外，还有1名医生诊断为不典型上皮（atypical epithelium, indefinite for neoplasia）。虽然结果不是由多数表决决定的，但这确实是一个诊断为IN较多的病例。

河内 我将其诊断为IN。IN当然是有区域性的肿瘤性病变，但我考虑该病变细胞异型为轻度，有向表层分化的表现。本病例虽然基底侧细胞密度较高，但核并没有变大或形状多样，也就是说，核异型比较轻的细胞，直接朝向表层，细胞逐渐变扁平，密度减少（**图20c**）。表层部分呈扁平形状的细胞核也粗细不等，呈香肠状，虽然是轻度，但显示出肿瘤细胞的核异型性。综上所述，诊断为分布于上皮全层、有表层分化的轻度异型细胞构成的肿瘤，即IN。

在**图19a**的切片 b 中，乳头周围细胞密度

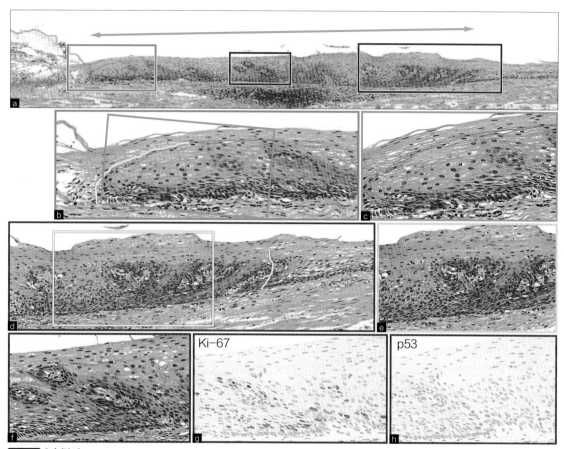

Ki-67

p53

图20 ［病例1］

较高的部分被突出强调，因为感觉异型稍微有点强，所以不确定是否将其作为癌。但是，仔细观察了细胞核后，判断其异型程度较低，最终诊断为IN。此外，关于病变边界，在癌的情况下可以比较清楚地识别，与此相对，IN的细胞异型是轻度的，与正常的差异很小，边界有时很难识别，但如果仔细观察的话，可以通过细胞质的色调等来识别边界。

新井　在现行《WHO分类》中，根据异型是否超过上皮内深层的1/2而分为高/低级别。那么，按照现行《WHO分类》的理念，异型细胞超过上皮的1/2，同时出现表层分化，这时该如何进行评价呢？

河内　如果阅读以前WHO分类的说明，就会发现它们并没有将表层分化部分视为肿瘤。按照WHO分类的想法，和我刚才的说明是矛盾的，但是我认为向表层分化的肿瘤应该是存在的，现在讨论的IN正是其中典型的例子。但是，容易判断为肿瘤，是因为细胞密度高、核较大的细胞停留在上皮的深层；难以判断为肿瘤，是因为将表层部分分化的细胞理解为肿瘤，还是非肿瘤，意见可能会有分歧。

顺便说一下，在现在的WHO分类中，即使异型细胞停留在鳞状上皮深层1/2，如果这些细胞异型为重度的话，也已经变更为高级别IN（大致相当于日本的上皮内癌）（注：在以前的WHO分类中相当于低级别IN）。要知道，这是接近日本理念的现行《WHO分类》的重要变更点。

新井　我也认为表层细胞核肿大不是单纯的表

层分化，而是表层下部的肿瘤细胞分化的残余。

真能 关于本病例这样的病变是否为"可见全层性肿瘤细胞"，我认为日本和欧美的想法不同。在欧美，如果黏膜上皮表层部分的细胞变得扁平，则认为是表层分化，考虑只有黏膜上皮下部的病变。欧美的"全层性肿瘤性病变"指的是子宫颈异型增生那样的病变，根据表层是否有圆形细胞来进行评估。对于扁平状细胞，日本认为是肿瘤，而欧美不认为是肿瘤。也就是说，在日本认为本病例是上皮内全层的肿瘤，但在欧美，因为表层部分的细胞变得扁平，所以他们应该只把黏膜上皮下的部分考虑为肿瘤吧！

新井 我也这么认为。

1）是否需要明确的诊断标准？

八尾 我认为在讨论的开头应该明确说明的是，每个医生对诊断的基本想法都是不一样的。我是将有区域性或有明确边界的病变判定为肿瘤，这样的病变都诊断为癌。因为"虽然有区域性，但是异型程度不足以诊断为癌"这种说法实际上没有准确的定义。也就是说，基于该定义的诊断既没有客观性也没有可重复性。如果我们对IN进行定义，要是不使用能客观评价的术语的话就会非常混乱。因为本病例没有明确的区域性，所以我将其作为不典型上皮，不确定为肿瘤（atypical epithelium, indefinite for neoplasia）。如果将其判断为有区域性，视其为癌的话，大家意见如何？

新井 "有区域性的肿瘤都是癌"这一诊断标准，是针对鳞状上皮的想法吧？

八尾 是的。

新井 鳞状上皮的良性肿瘤还没有得到充分的认识，我想也有人对于它是否存在抱有疑问。确实，从病理总论上也可以理解"如果有区域性，被认为是肿瘤的话，那就是癌"这种观点。

八尾 以本病例为例，如果有"虽然有区域性，但伴有表层分化的，所以不将其视为癌"

这样的诊断标准的话，我认为就可以客观地进行评估。有表层分化这一点，日本和欧美的认识是相同的。

根本 我认为八尾老师所说的是本质的部分。所谓的鳞状上皮的良性肿瘤到底是怎么一回事，必须要明白其本质。我认为通过对本病例这样病变进行随访观察，可以知道"良性肿瘤是什么样的"，但查明这一点从现实层面来看是不可能的。因此，我觉得八尾老师的提问是非常根本性的。说心里话，我不知道该如何解决IN的诊断标准问题。

我认为在本病例中可以看到区域性，所以将其诊断为IN。但是，可以看到异型、伴有向表层分化，我无法将其诊断为癌。"具有区域性的鳞状上皮的肿瘤性病变都是癌"——这是极端的说法，但我认为还是有一定合理性的。

河内 我认为"IN不能称为良性肿瘤"，但我想首先有必要考虑IN为什么被记录在现行《规约》中。我认为，至少存在不需要采取与异型程度较重的癌同样临床处理方式的肿瘤性病变，所以要记着将其临床处理与组织学上的异型程度对应起来。如果全部诊断为癌，临床医师会觉得"病理诊断为癌，必须迅速进行癌的治疗"，但我认为组织学方面的异型程度是有一定范围的，根据异型程度的不同，临床过程也有可能不同。将临床处理方法不同的低异型程度病变（IN）与重度异型程度病变（癌）区别开来是有意义的，所以从这个观点来看我使用了IN这个术语。

新井 非常有实践性，我认为这是一种在临床上也能应用的想法。

八尾 我也基本上赞成河内医生的意见，但我的意见是，如果不制定可靠的诊断标准，就不应该使用IN这个用语。

新井 我们一定要制定这样的标准。

小山 关于诊断标准的制定，也请临床方面务必予以帮助。

2）临床方面的意见

小山 关于本病例，八尾老师也认为在组织学上有边界吗？

八尾 说不清。从不专攻消化道的病理医生的角度来看，能看出边界吗？

新井 即使是消化道专业的病理医生也无法识别明确的边界，所以非专业的病理医生更难以判断其边界。

八尾 是啊。考虑到临床处理方面，我认为也可以诊断为不典型上皮，不确定为肿瘤（atypical epithelium, indefinite for neoplasia）。

小山 从临床医生的意见来看，容我插一句，以**图20d**的黄线部分为中心，左侧和右侧的细胞质看起来也不一样。这个边界部分大概和我们在碘染色图像（**图17**）中看到的边界基本一致。在边界的右侧有糖原，但左侧很少；表层的核密度也是左侧较高，右侧较低。虽然不是很清楚，但感觉**图20d**的黄线部分还是有边界的。

八尾 为了诊断的可重复性，需要基于客观且能进行评价的诊断标准。

小山 我认为应该把完全没有边界的和有一些边界的情况区分开来。从内镜所见来看，病变部分明显存在边界，肉眼观察切除标本也能识别出边界，因此也希望大家考虑到这一点。我们医院也有很多病理医生，对于IN的诊断意见不一。有的医生明确区分为癌/非癌，也有的医生说无法区分两者，但认为不是不确定是肿瘤（indefinite for neoplasia），而是肿瘤（neoplasia）。这样的话，有的病理医生认为有IN这个术语就很好，从这样的观点来看，我认为有IN也是很好的。

八尾 我并不反对IN这个术语本身。但如果没有基于可以进行客观评价的所见的诊断标准的话，我是很难赞成的。

真能 肿瘤中存在病理学上不能分类为癌的病变，如何处理这种病变尚存在争议。异型增生（dysplasia）最初指的是"不知道是不是肿瘤，存在异型"，但后来变成了被限定为肿瘤性病变，接着就变成了上皮内肿瘤

（intraepithelial neoplasia）。也就是说，我认为需要如何讨论定义相关的术语。

对于是否将本病例诊断为癌我感到很犹豫，如果要诊断为癌，我觉得形态学上其异型程度较弱。另外，考虑是否为肿瘤性病变，切除标本中碘淡染部分有明显的边界（**图18b**），在病理组织学图像中淡染部分的细胞感觉大小略有不同。因此，我将其诊断为肿瘤性病变。如果确定好诊断标准，"即使是这种程度的异型，如果认定为肿瘤，便将其视为癌"的话，我认为会比较容易做出诊断。但是，如果以这样的诊断标准来评估的病变，与至今为止临床上积累的视为癌的病变相比，其内镜图像会有些不同。所以考虑到这一点，我认为IN或异型增生（dysplasia）这样的术语是有存在必要的。我们很难严格地划出一条线，然后说线的这边是癌，那边不是癌。正如八尾医生所说，"IN的定义不明确"，我同意他的说法。但是，我认为确实存在无法界定是否为癌的病变。

八尾 我认为真能医生所说是正确的。但是，世界上也有将明显的癌（没有浸润的癌）诊断为IN的病理医生。那样诊断会有问题的，所以基于能够进行客观评价的所见的诊断标准是必要的。以本病例为例，"伴有表层分化"的所见是最低条件吗？如果不确定相关的定义，我认为就不是将本病例视为肿瘤/非肿瘤的问题，而是在其他病例中会出现把明显的癌不诊断为癌，我觉得这才是问题。

新井 八尾先生所指的"癌"是指CIS吗？

八尾 是的。

新井 这样的话，就是"IN的诊断标准等同于CIS的诊断标准"了。希望通过本次座谈会，能明确包括CIS在内的相关定义。

小山 正如八尾医生所说，我想肯定有病理医生会将明显的癌诊断为IN。希望今天消化道病理专家可以明确IN的定义，将来能进行深入的讨论。

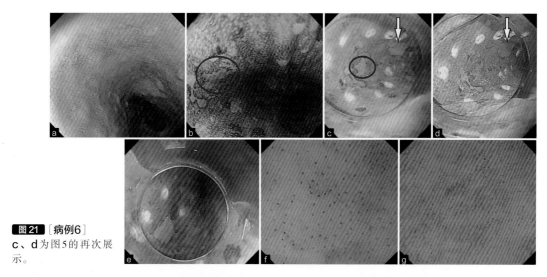

图21 ［病例6］
c、d为图5的再次展
示。

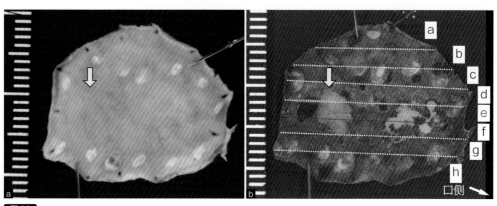

图22

a、b为图6的再次展示。

［病例6］诊断结果大多为IN的病例②（佐久医疗中心）

小山 接下来请高桥老师为我们讲解一下［**病例6**］。

1. 临床所见

高桥 病变位于胸部中部食管（Mt）区域，距门齿32 cm左侧壁，主病变位于10—12点方向，呈淡茶色区域（**图21a**）。碘染色图像（**图21b**）中，口侧的主病变呈不规整的不染色区域，粉红征阳性，银色征阳性，诊断为SCC。我们关注的区域是肛侧的病变（**图21c、d**，黄色箭头所示），呈圆形的淡染色区，粉红征阴性，银色征阴性。碘染色后靠近观察图像（**图21e**）中，呈圆形的淡染色区，根据以上情况诊断为IN。用1%亚甲蓝染色的细胞内镜图像中，背景黏膜中核形状规整，分布均匀（**图21f**）。另一方面，病变部位的核不规整，大小不一，密集且不均匀（**图21g**），诊断为肿瘤。另外，细小的点状结构被认为是角化的透明颗粒。

在固定标本（**图22a**）中很难看清病变，但碘染色图像中，口侧的主病变呈不规整的不染色区，作为关注区域的肛侧的病变，呈圆形的淡染色区（**图22b**，黄色箭头）。希望病理医生们讨论的是切片 e 的左侧部分。

小山 也请竹内老师谈一谈您的临床诊断。

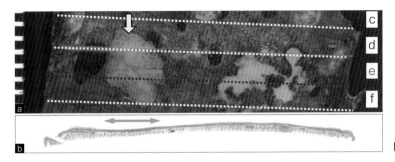

图23 ［病例6］

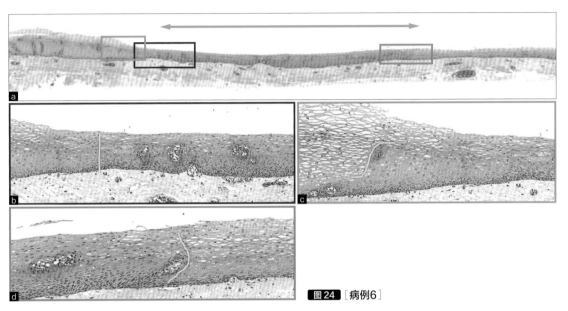

图24 ［病例6］

竹内　在碘染色图像中，**图21b**中红色圆圈部分可见主病变，但此时还未发现肛侧的病变。碘染色后经过一段时间，与［**病例1**］一样，病变边缘变得锐利，没有呈现不规则的形态。另外，肛侧的病变没有表现出像**图21c**红色圆圈部分那样粉红征阳性的不染区，而是淡染区。另外，在**图21d**中，可以判断主病变呈银色征阳性，但是肛侧的病变不是银色征阳性，因此与［**病例1**］同样认为是IN。

2. 病理所见

小山　那么接下来，请新井老师讲解一下病理所见。

新井　**图23**是将切片e（**图22b**）放大，将病理组织学图像与比例尺组合后的图片，切除标本上的不染色区和病理组织学图像中蓝色箭头部分相对应。**图24b**是不染色区肛侧边界部分的放大图像。以**图24b**的黄线部分附近为边界，基底旁层的细胞密度给人一种右侧较高、左侧较低的印象，但是边界并不是很清楚。在不染色区边界部分的外侧，存在基底旁层形态有差异的地方（**图24c**，黄线部分）。在不染色区的口侧，乳头部位（**图24d**，黄线部分）是边界，边界的左、右两侧细胞的排列不同。

　　另外，本病变在**图25b**的黑色虚线部分，细胞向下膨胀性增殖，上皮厚度增加。稍后我们将展示病理医生们的诊断结果，有2位认为这种变化是浸润癌。可能是把黑色虚线部分以下的部分看作是膨胀性浸润了吧？**图25c**是上皮肥厚部分的放大图像，基底旁层细胞密度较高，向上显示表层分化。

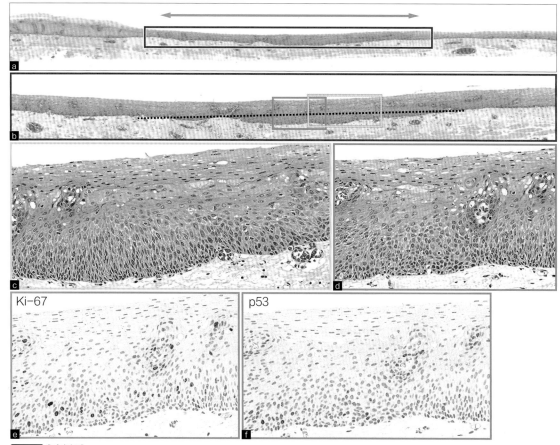

图25［病例6］

　　在免疫组织化学染色中，在基底层几乎看不到 Ki-67（**图 25e**）阳性细胞的分布，但也有几处较大的细胞核呈阳性的地方。p53（**图 25f**）因为染色较淡所以评价比较困难，不过，根据不同观察方法，也可以评价为阳性细胞呈多层分布扩散。但是，没有发现 p53 阳性细胞的过表达。

3. 病理诊断结果的详细情况和讨论

新井　关于本病例的诊断结果，IN最多，有6人，浸润癌有2人，CIS有1人。由于所有人都评价为肿瘤，因此可以认为是有区域性的。要将其诊断为癌，是否有足够的异型？或者是否将上皮增厚的部分作为浸润？我认为这是本病例的关键。

八尾　我诊断为浸润癌。因为本病例的区域性

很明确，所以确认是肿瘤，而且既然是肿瘤的话，我认为那就是癌。Ki-67阳性细胞的分布较少且不规则，我认为这种表现也支持肿瘤的诊断。但是，如果要将其视为IN的话，我认为像本病例这样的病变是否可以作为IN仍有待探讨。如果用本病例来说明IN的定义的话，应该是"有表层分化，核排列紊乱较少"吧。假如要下定义的话，我认为至少应该制定这样的标准。

河内　我诊断为IN。我认为典型的IN的图像就像本病例一样。在IN的定义还没有完全确定下来的情况，我斗胆说两句，我在进行IN的诊断时考虑"细胞异型"、"细胞密度"和"表层分化"这三个要素。本病例的细胞异型程度为轻～中等程度左右，细胞密度较低，表现为表

层分化。因此，判断其没有达到可以诊断为癌那样的异型程度。为了避免因增加评价所见而导致诊断的可重复性变差，所以我关注细胞异型程度、细胞密度和表层分化这三点，来进行IN和癌的鉴别。

根本 我诊断为CIS。诊断为癌的依据是，病变有挤压性，细胞推开周围组织的同时进行增殖，这一点强烈支持作为肿瘤的诊断。但是，如果诊断为癌的话，周围的基底层以下存在浸润，所以是否应该为浸润癌？如果大家要这么问我的话，我觉得答案也是肯定的。

真能 我诊断为IN。我认为本病例与河内医生在IN的说明中经常使用的病例的病理组织学图像非常相似。本病例与前面研究过的[**病例1、病例8**]不同，基底层细胞和其上方的细胞很难区分。也就是说，类似的细胞是从基底层长起来的（**图25c**）。只是，像本病例这样的，是因为没有细胞异型而认为不是癌，还是考虑细胞异型虽然很弱，但从第1层开始全部是肿瘤细胞而认为是癌呢？判断起来确实很困难。

新井 将其视为IN还是癌，虽然大家所见都是一样的，但我认为判断标准不同。IN的诊断标准还没有统一，但由于本病例诊断为IN的很多，所以我认为本病例可以作为IN的一个候补吧。

4. 内镜图像的回顾

河内 我们再确认一下，本病例的内镜表现也与癌不同，对吧？

高桥 内镜下的碘染色图像呈圆形的淡染色区，因此判断与癌的所见不同。

小山 虽然有区域性，但是病变的形状是圆的，和我迄今为止看到的癌相比形状是不同的。

新井 NBI观察血管的构造异型，在本病例中是不是不清楚呢？

高桥 在本病例中不清楚。一般而言，IN的话可以看到A型血管。A型血管虽然可以看到扩张，但是排列整齐，看不到不规整的情况。在SCC中，血管有扩张或不规整，可以看到B1型血管。因此，如果发现A型血管，则诊断为IN；如果发现B1型血管，则诊断为SCC。在NBI放大图像中，两者的血管结构明显不同。

小山 但是，本病例是在碘染色后发现的，因此没有NBI放大观察的相关信息。

[病例7]病理诊断结果有分歧的病例①（长冈红十字医院）

小山 那么，接下来我们进入到[**病例7**]，竹内医生，拜托您了。

1. 临床所见

竹内 病变位于胸部中部食管（Mt）区域，在WLI图像（**图26a、b**）中可见稍微发红的区域（**图26a**，黄色箭头）。NBI观察（**图26c~e**），与前面的病例相比，病变部位外观稍有不同，看起来有点茶色，血管有扩张，粗细稍不等。但是，病变的边缘可见深部扩张的血管。还有，碘染色后做2点间的标记（**图26f**），发现病变不是明显的不染色区，而是呈稍微淡染的区域。

而且，在切除标本（**图27a**）中，也和内镜图像一样呈淡染色区。作为临床诊断，虽然可以看到血管的异型，但考虑到碘染色图像，而将其诊断为癌。请各位病理医生们对**图27b**中9号切片切割部分标记点之间的区域进行评价。

小山 这是一个让人犹豫是否判断为IN的病例。高桥老师您怎么看？

高桥 在WLI图像（**图26a、b**）中，发红的地方有明显的边界。因此，我还是怀疑肿瘤。NBI观察（**图26c**），可以明显地看到茶色区域的边界，因此怀疑是肿瘤。NBI放大观察，肛侧（**图26d**，黄色圆圈部分）可见B1型血管，该部分判断为SCC。但是，在除此之外的茶色区域（**图26d**，红色圆圈部分）中，由于是A型血管，诊断为IN。碘染色图像（**图26f**）整体呈淡染。但是由于更重视NBI放大所见，**图26d**的黄色圆圈部分B1型血管诊断为SCC，

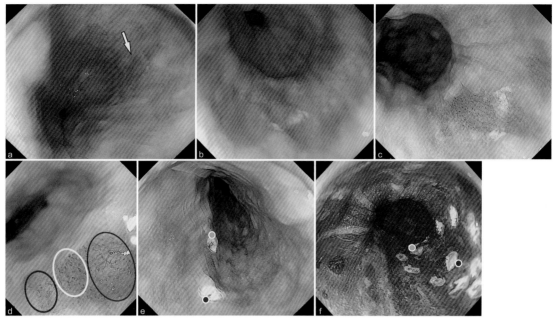

图26 ［病例7］

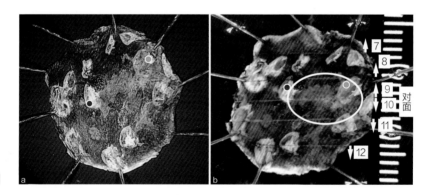

图27 ［病例7］

红色圆圈部分诊断为IN。

小山 也就是说，由于碘染色图像呈淡染，如果是肿瘤的话有可能是IN，但是NBI放大观察中有明显的B1型血管，所以一部分是SCC，是这样吧？

高桥 是的。我认为只有肛侧是SCC。

小山 那么接下来，请新井医生说明一下病理所见。

2. 病理所见

新井 关于对9号切片的评价，由于9号切片的标本变性较明显，很难进行评估，因此我们对其对侧的10号切片进行评估。**图28**是将**图27b**的10号切片上下翻转，然后与病理组织学图像和比例尺结合起来的，蓝色箭头所示的是病变部分。

图29b 虽然不太清楚，但是可以观察到细胞间肿胀等形态产生变化的情况。在病变口侧，**图29d** 中黄线部分或绿线部分附近似乎可以识别出边界。**图29c** 是蓝色箭头中央部分提高放大倍率后的病理组织学图像，基底层看起来尚整齐，但在基底层上细胞排列非常混乱。细胞间的肿胀一直到表层附近存在，表层部分细胞的排列稍微混乱。**图29e** 与**图29c** 所示为不同部位，在这里可以看到由于细胞密度的上

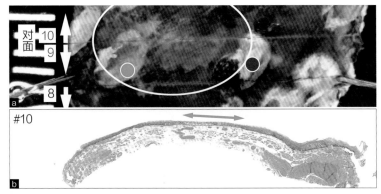

图28 ［病例7］
b 切片10图像。

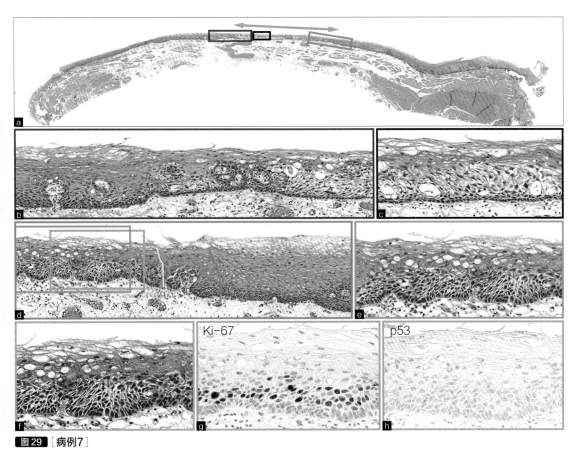

图29 ［病例7］

升，细胞的排列也出现了混乱。

在免疫组织化学染色方面，Ki-67（**图29g**）在基底细胞中呈弱阳性，散在分布，在基底旁层区域呈过表达。p53（**图29h**）评估困难，没有太大的参考价值。

3. 病理诊断结果的详细情况和讨论

新井 关于本病例的病理诊断结果，癌最多，

有5人，IN和非肿瘤各2人，河内医生您怎么看？

河内 我诊断为癌。该病变存在表层分化，但基底侧的细胞可以发现核肿大、大小不一、形态不规整等情况，因此判断为细胞高度异型。正如我在前面［**病例6**］所讲的那样，细胞的异型程度、细胞的密度、表层分化这三个要点

中，细胞异型程度高，细胞密度高，所以判断为癌。但是，可以观察到表层分化，这个部位似乎存在含有糖原的细胞，我认为这可能影响了碘的染色性。表层细胞也有核形不规整，因此判断为癌细胞的表层分化。

真能　我也诊断为癌。原因是首先刚刚河内医生列举的三个要点中，有细胞异型比较明显的部分，再加上核染色质也有增加。在病变边缘有细胞异型程度比较强的部分，边界清楚，细胞密度也高，所以首先考虑了肿瘤性病变。但是，有些部位部分细胞肿胀，有些部位细胞异型程度稍弱。细胞肿胀的部位和细胞异型程度稍弱的部位是否是IN，对此我也有些迷茫。不过，包含那些部位在内，整体判断为癌。关于IN和癌是否共存，今后不收集这样的病例就不能解开这个谜，所以我将细胞异性程度较弱的部分和较强的部分整个都判断为癌。

新井　根本先生您认为是非肿瘤，是如何考虑的？

根本　区域性不太清楚。另外，像**图29d**这样，虽然有细胞异型程度比较强的部分，但是从增殖细胞来看，基底层看起来还是完整的，所以我稍微保守一些，将其判断为非肿瘤。因为是很难诊断的病变，说实话，我想将其诊断为不确定为肿瘤（indefinite for neoplasia）。

新井　可以确定存在区域性，而且基底层乍一看是比较整齐的，所以稍微保守地评估的话，我判断其为IN。但是，因为不能否定为癌，所以我认为也可以接受癌这一诊断。八尾医生您怎么看？

八尾　我认为是癌。如果承认存在IN的话，也可以是IN。但是，考虑到核排列混乱和核染色质增加等情况，我还是想将其判定为癌。

　　对本病例进行研究后，我认为还是把IN和癌的区别定义再搞明确一点比较好。即使想用"异型程度强/弱"这样的观点来区分，"强/弱"的判断标准也是主观的，因此需要更客观的定义。

新井　有必要用具体的术语来描述所见，使之

能客观地评价有关状况。

八尾　是的。

新井　总结一下病理方面的意见，9人中有7人诊断为IN或CIS。因此，我认为大致可以说是肿瘤性病变。以上是病理方面的意见。

小山　谢谢大家。因为临床上至少有一部分存在B1型血管，所以我认为本病例是癌。但是，B1型血管的周围是否为癌，这还很难判断。听了大家的发言，我从临床方面也非常能够理解。

［病例9］病理诊断结果有分歧的病例②（长冈红十字医院）

小山　那么，接下来我们进入到［**病例9**］。本病例也是病理诊断意见存在分歧的病例。竹内医生，拜托了。

1. 临床所见

竹内　这是胸部上部食管（Ut）区域的病变。在WLI图像（**图30a、b**）中，在Ut的右侧壁发现有少许白色调的表现，病变部分稍微隆起。NBI放大观察（**图30c、d**），病变部分看起来稍微有些白色调，血管在病变部分和周围都不粗，稍呈环状。因此，癌的4个特征不全，可以看到A型血管。在碘染色图像（**图30e**）中，病变几乎全部都染色，有一部分呈淡染。由于之前的医师诊断怀疑为SCC，最终进行了切除。但是作为诊断而言，本病例也因为并没有完全具有癌的4个特征，所以我认为应该可以考虑为IN。

　　在切除标本碘染色（**图31**）中，与图30e相同，白色调的区域也被染色。想请病理的医生们评估的是11号切片。

小山　之前的医师怀疑为SCC，进行活检了吗？

竹内　是的，取了一块活检。

小山　那么，内镜图像也会受到一些影响吧。高桥老师如何评估本病例？

高桥　在WLI图像（**图30a、b**）中，白色调

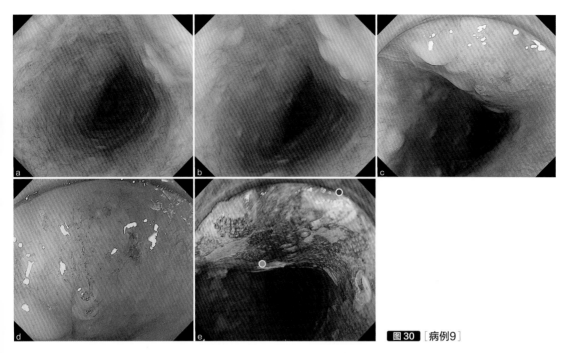

图30 [病例9]

的区域很明显，在NBI放大观察中可以发现像A型的血管，怀疑是肿瘤。JES-SCC分类的对象被定义为有区域性的病变，所以像本病例那样的缺乏区域性的情况，很难称为A型。碘染色图像（**图30e**）中，病变几乎都染色了，从**图30c、d**的NBI放大所见来看，要判断为肿瘤的话，异型程度非常弱，所以综合判断为非肿瘤。

小山　以上是临床方面的说明，请新井老师讲解一下病理所见结果。

2. 病理所见

新井　**图32**是将关注区域的11号切片（**图31**）逆时针旋转90°，与下面的病理组织学图像和比例尺结合起来的图像。11号切片的标记和病理组织学图像对应，蓝色箭头部分为淡染色或不染色区域。11号切片的周围有变性，因此有一些部分难以评价。

　　图33a的蓝色箭头部分是内镜发现的病变范围。是否要将**图33b**的黄线部分作为边界，判断很困难。另外，黏膜固有层可见淋巴细胞浸润。在**图33d**中，在基底旁层边界不清楚，

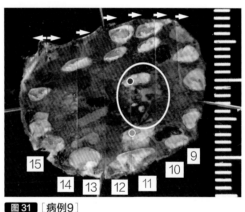

图31 [病例9]

硬要说的话，我觉得也会有人将黄线部分作为边界。在放大图像（**图33c**）中，细胞密度稍微增高。但是，很难判断核染色质是否增加了。表层分化非常明显，上层的细胞核肿大。

　　免疫组织化学染色显示，Ki-67（**图33f**）在基底层染色的细胞很少，p53（**图33g**）的判断较难。

3. 病理诊断结果的详细情况和讨论

新井　病理诊断的结果意见存在分歧。非肿瘤

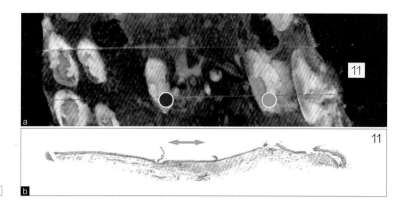

图 32 ［病例9］

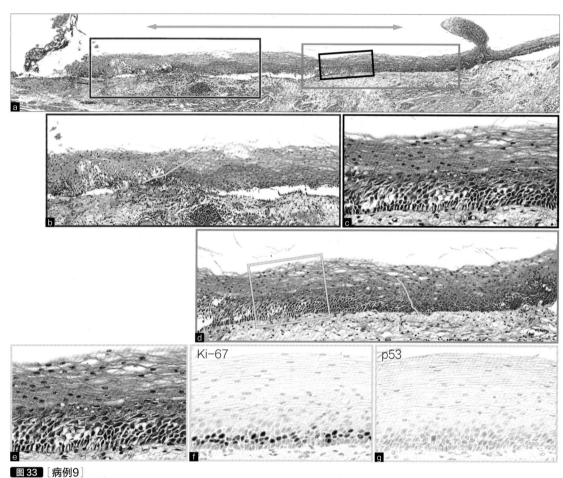

图 33 ［病例9］

和IN各3人，癌为2人，其他1人。有"看起来不像肿瘤""通过伪影很难诊断""区域性不明显"等评论。真能医生，您诊断为非肿瘤，是如何考虑的？

真能 在**图33a**的低倍放大图像中，虽然在一些部位有细胞增加，但无法判断哪里是边界，即使像**图33d**那样放大，其边界也不清楚。另外，细胞密度较低，可以看到炎症细胞浸润的部分，核染色质的量没有增加，根据上述观察结果，诊断为非肿瘤。以上就是我的解释，但

图33a的低倍放大图像中，也有细胞密度稍高的部分，所以我也很在意是不是肿瘤。只是，要将其作为肿瘤的话，我希望细胞密度再高一点，或者再多一些细胞异型，最后没有将其视为肿瘤。

新井 如果不是肿瘤的话，那是什么呢？

真能 我认为是炎症性变化。

河内 我也和真能医生一样诊断为非肿瘤。首先，不能识别异型细胞的区域性。其次，特别是表层的网状细胞中，在某种程度上是含有糖原的。由那样的细胞构成的表层的区域与周围相连，无法识别边界。而且，基底细胞的核纵向细长，排列得以保持，与肿瘤的情况下出现膨胀的类圆形细胞等看起来不同。因此，我考虑是非肿瘤性的反应性变化。

另外，还有一点值得注意。在本病例中，病变的下方有纤维化，黏膜肌层有变形。这可能是由于活检的影响，组织图像发生了改变。因此，我认为病变本来的样子可能存在于活检标本内。希望能确认一下活检标本。

竹内 "病变的下方有纤维化"是比较大范围的纤维化吗？

河内 图32的2个标记之间变化很大，我很在意那个部分。

新井 我经过一番苦思，评估为有边界，诊断为IN。因为要作为癌的话，其细胞异型很弱，所以在非肿瘤或IN这二者间犹豫了一下，但是最终对异型性进行了评估并诊断为IN。

八尾 我判断为有区域性，所以诊断为癌。如果承认是IN的话，本病例的核排列不太混乱，也有表层分化，所以我认为是可以作为IN的。实际上，本病例是肿瘤还是非肿瘤，判断很难。如果本病例是再生性变化引起的话，我想图33f的Ki-67的分布应该也可以在稍微表层的一侧发现。另外，阳性细胞的分布不均匀这一点，我认为也有点像是肿瘤。

新井 免疫组织化学染色在诊断时有很大的参考价值吗？还有，评价时您主要关注哪些点呢？

八尾 判断犹豫不决时，我一般会进行Ki-67和p53染色。评价时我关注的是增殖细胞的分布。当然也会关注增殖细胞的数量，但我更重视分布。

新井 总结病理方面的意见，承认边界的一方和不承认边界的一方，其立场鲜明，病理学方面的意见也存在分歧。因此，我认为这是很难取得一致意见的病例。

4. 内镜图像的回顾

小山 确实是很难判断的病例。回顾一下，请竹内医生再从临床方面谈一谈诊断。

竹内 WLI图像（图30a、b）中病变部分有区域性，因为可以发现稍微扩张的血管，所以我认为是IN。在图30c、d的NBI图像中，如高桥老师刚才所说的那样，看不到区域性。但是，如果在WLI图像中可以看到区域性的话，即在内镜诊断上认为"有区域性"，诊断为IN。

小山 高桥老师您意下如何？

高桥 几乎没有血管扩张，所以我判断为没有区域性，诊断为非肿瘤。

小山 总结临床方面的意见，因为临床方面也和病理的医生们一样意见有分歧，所以我认为这是一个很难诊断的病例。我想今后我们还需要积累像本病例这样的病例。

[病例2]病理诊断结果分歧较大的病例（佐久医疗中心）

小山 那么现在开始最后[病例2]的讨论。高桥老师，拜托您了。

1. 临床所见

高桥 在WLI图像（图34a）中，腹段食管（Ae）区域右侧壁、距门齿37 cm处有发红的浅凹陷。病变形状规整，边界不清楚。在病变的口侧，可以透见黏膜深部血管。NBI观察（图34b）呈茶色区域，颜色较淡，边界不清楚。NBI弱放大观察（图34c）显示血管的扩张和不规整程度较轻，因此诊断为A型血管。碘染色图像中，茶色区域中有淡染色的区域

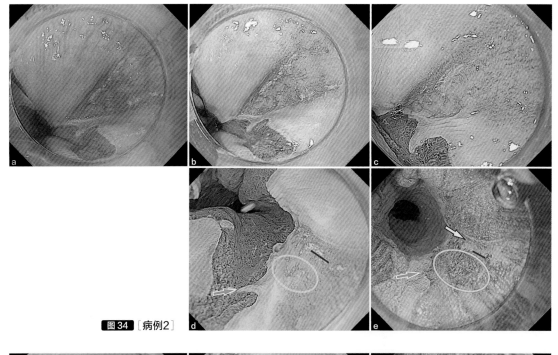

图34 [病例2]

图35 [病例2]

（图34e，黄色箭头）和染色正常的区域（图34e，黄色圆圈部分），而且在口侧，淡染色的区域变得更大了（图35c）。根据以上情况诊断为IN。

图34d、e，图35中蓝色箭头部分所示为鳞状上皮半岛。图35的白色虚线部分是判断为病变部分的区域。在1%亚甲蓝染色的细胞内镜图像中，背景黏膜中细胞核规整，分布均匀（图36a）。另一方面，病变部分的核不规整，大小不等，密集，核排列也不均匀（图36b）。根据以上情况诊断为肿瘤。

其次，在固定标本中，图37a中红色圆圈部分为茶色区域，考虑为存在病变的部位。切除标本进行碘染色（图37b），发现纵行且轻度不规整的淡染色区。请病理医生们评价的是切片d的中央部分。切片d的红线部分与图34d、e的红线部分对应。

小山 竹内老师您是怎么考虑的？

竹内 在WLI图像（图35a）中，可见稍微发红的区域和非肿瘤性的鳞状上皮混合在一起。NBI观察（图35b），像高桥老师所说的那样，呈轻微的茶色区域。另外，在图34c中，可见稍微有些扩张的血管，但没有粗细不等。综上所述，由于存在区域性和血管有扩张等情

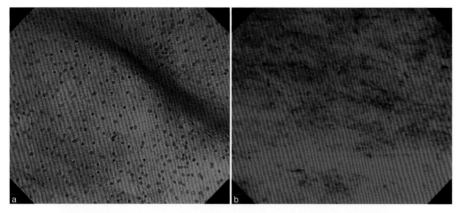

图36［病例2］

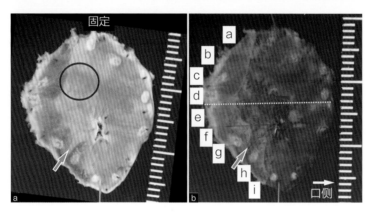

图37［病例2］
a为图8a的再次展示。

况，考虑为A型血管。

碘染色图像（**图35c**）中，淡染色区域和染色正常的区域混合存在。根据前面讨论过的［**病例1，病例6～9**］来看，我认为本病例是基底层附近有异型细胞，表层分化明显的组织类型。关于其细胞异型的详细情况我不太清楚，但如果是肿瘤的话，我想考虑为IN。

小山 图34e中黄色圆圈部分反而是染色正常的呢。

竹内 是的。根据［**病例1，病例6～9**］来看，考虑这种情况反映了表层的细胞异型较弱以及糖原的多寡。因此，推测可能是在接近基底层的地方有细胞异型那样的组织。

小山 我们也可以从内镜图像中慢慢推测出病变的组织学图像了。

竹内 从［**病例1，病例6～9**］的组织来看，我认为是存在一些共同之处的。

小山 正好这个病例，符合我在"临床上IN的定位"这一节中列举的【②可以在WLI图像和NBI图像中发现，但是碘染色呈淡染～正常染色】一项，我认为这是临床医师所认为的典型的IN病例。那么接下来，请新井医生对病理所见进行解释说明。

2. 病理所见

新井 图38是将切片d（**图37b**）和下面的病理组织像按比例尺合在一起的图像。**图38a**的红线部分与**图38b**的蓝色箭头部分相对应，在低倍放大图像中，相比于蓝色箭头部分，其浓染的范围稍宽。

在放大图像（**图39b**）中，从基底层到下1/3～2/3，细胞密度较高的区域横向扩展，可以在黄线部分识别出边界。关于表面的细胞密度情况，扁平的核以**图39b**的绿线部分为边界，呈圆形，细胞密度高的地方和低的地方都有扩

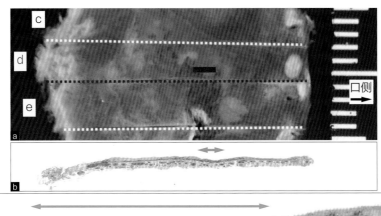

图38 ［病例2］
蓝色箭头：口侧。

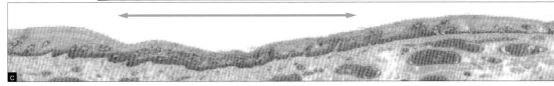

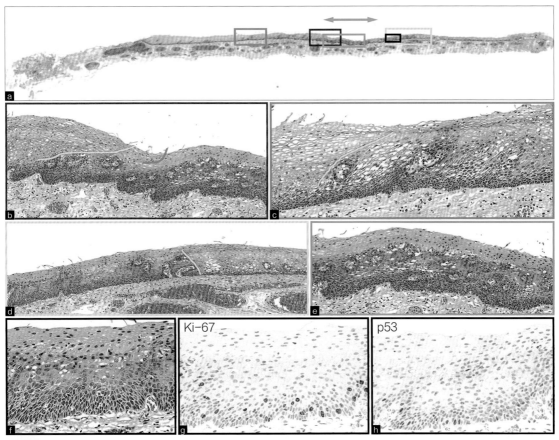

图39 ［病例2］

展。而且，在蓝色箭头部分的外侧，**图39c**的黄线部分也能识别出边界，在边界的右侧细胞密度稍高。另外，以**图39c**的黄线部分为界，可以发现细胞间肿胀的地方和没有发现肿胀的地方混在一起，表层细胞的形态也稍有不同。在病变部分的另一侧（**图39d**），似乎可以识别出黄线部分的边界，以黄线部为界，细胞的形态不同。在蓝色箭头中央部分的放大图像（**图39e**）中，细胞密度变得相当高，在基底层的排列中，正常的细胞排列消失。虽然有表层分化，但其核扁平，也有一些保持圆形的状态。

在免疫组织化学染色中，基底层散见Ki-67阳性细胞，也有肿大的核分布在基底层（**图39g**）。也有几处存在p53阳性细胞分布，分布形式与Ki-67阳性细胞一致（**图39h**）。

3. 病理诊断结果的详细情况和讨论

新井 病理诊断结果中癌最多，有4位，非肿瘤有3位，IN有2位。诊断为IN的人认为"虽然有异型，但判断为癌还是依据比较弱"。也有诊断为非肿瘤的提出"是伴有炎症的反应性异型""病变的部位为食管胃结合部分，是否为伴有反流的反应性改变？""边界很难识别"等意见。根本医生是诊断为非肿瘤的，您怎么看？

根本 首先，我觉得边界很难识别。刚刚听了新井老师的说明，看了提示的病理组织学图像（**图38，图39**），也存在有难以判断的部分。但是，还是因为边界很难识别，所以我首先考虑是反应性改变。

新井 本病例是食管胃结合部附近的病变，诊断时会考虑病变的部位吗？

根本 会考虑部位。我一直在注意对于食管胃结合部附近的病变不要过度诊断。本病例的基底层和基底旁层的边界有些模糊不清，多少也有一些细胞异型，所以在鉴别疾病时不能把肿瘤性病变排除在外。但是，因为没有发现区域性，所以关注细胞异型情况，但最终认为是反应性改变。

河内 我在［**病例1~12**］中非常犹豫的就是这个，但最终还是认为是非肿瘤。从病变部位来考虑，以"食管胃结合部附近要慎重"的观点开始观察。**图39e**中，基底层呈波浪状起伏，从关注区域的外侧开始一直持续着。这看起来像是反流性食管炎的反应性变化时看到的波浪状起伏。但是，表层的核是圆形的，越看越让我犹豫。最终因为没有发现决定性的病变边界，所以认定为反应性变化，这个判断很难。

八尾 如果是肿瘤的话，怎么去诊断？

河内 如果是肿瘤的话，就很难判断了，但根据异型程度我诊断为癌。首先的理由是基底侧的细胞密度较高。虽然表层有分化，但从基底侧的所见来看，将其视为癌。

八尾 因为有边界，所以我诊断为癌。但是，核没有增大，大小比较一致，排列也没有那么混乱。另外，也有表层分化。在讨论［**病例6**］时我也说过，我认为Ki-67的分布不规则这一点也有点像是肿瘤。从以上的观点来看，我认为也可以将其分类为IN。

新井 我评估有边界，诊断为癌。细胞密度的增加是轻度的，所以我也犹豫是否为IN。不过，由于在Ki-67染色图像中，基底层有体积比较大的细胞，最终我诊断为癌。

真能 我诊断为IN。我在IN和癌之间非常犹豫，不过，因为异型较弱，最终诊断为IN。关于区域性，通过弱放大图像，可以发现细胞密度较高的区域。因为有明显的细胞密度较高的部分，考虑到细胞密度的高低差，我认为是肿瘤性病变。不过，虽然细胞密度稍高，核染色质的量也有些增加，但要将其作为癌的话，细胞大小不一的表现还是稍微弱了一点。另外，在非癌部分，在基底层也有稍大的细胞，所以判断细胞异型程度不足以诊断为癌。尽管如此，刚刚听了各位的意见，是否可以断言说不是癌？我还是有些迷茫。在本病例中，如何去判断异型程度，这比较困难。

新井 总结一下病理的意见，非肿瘤和肿瘤的诊断是有分歧的，即使是肿瘤，IN和癌的诊断也是有分歧的，所以这是一个令人为难的病例。

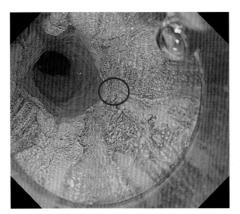

图40 ［病例2］

4. 内镜图像的回顾

小山 高桥老师，内镜中有反流性食管炎的表现吗？

高桥 内镜中没有反流性食管炎的表现。病变与**图40**中红色圆圈部分的食管胃结合部离得稍远。根据以上判断内镜方面没有炎症。

小山 如果是反流性食管炎的话，相当于修订后的洛杉矶分级法的M级，对吧？

高桥 是的。因此，诊断为没有黏膜受损。

小山 应该在一开始就把这个信息传达给病理医生。内镜上没有反流性食管炎的表现，但是有巴雷特食管的可能。因此，可能有非酸性反流，但至少可以设想没有酸性反流。河内医生，如果没有反流性食管炎的表现，倒不如说是肿瘤吧？您是提前考虑到了食管胃结合部这个部位吧？

河内 是的。没有炎症的影响，如果是肿瘤性病变的话，我认为癌的可能性很高。

小山 在这一点上，我今天再次感受到了临床信息是非常重要的。

综合讨论

1. IN的病理学定义

小山 接下来，在对以往病例研究的基础上，进入综合讨论环节。

我认为，这里存在两种立场——八尾先生所说的"所有有区域性的都是癌"这一立场，以及"虽然有区域性，但不能说是癌，所以将此类病变作为IN"的立场。我十分赞同八尾医生提出的应该进一步明确相关定义的观点。关于这一点，病理医生们的意见是怎样的呢？

新井 从病理总论来看，一般还是认为"有区域性、在鳞状上皮内可见的肿瘤就是癌"。但是，像IN这样的异型较弱，稍微观察其随访过程也是生长比较缓慢的，这种病变与通常的癌处理是不同的。从这个意义上来说，我认为可以确定IN这种病变是存在的。

真能 我认为现行《规约》是最容易理解的。可以视为癌的就是癌；认为是肿瘤，但是又不能称之为癌，在病理学方面无论如何也不能诊断为癌的异型性病变，硬要将其作为癌的话，我是做不到的。这样的病变该怎么称呼呢？也就是说，应该叫异型增生（dysplasia）呢，还是应该叫IN？这还是称呼方面的问题。我认为应该承认这样病变的存在。

小山 八尾老师，您认为IN的诊断标准应该再明确一点吗？

八尾 是的。我认为诊断标准如果不具备客观性和再现性的话，在临床实践中就会非常混乱。

小山 确实，特别是非消化道专业的病理医生们会很混乱。

河内 我认为还是保留IN这个术语比较好。当然，必须要有一个诊断标准，使得任何一个病理医生都能在某种程度上理解，并且具有再现性。我列举了鉴别癌和IN的指标，比如细胞异型、细胞密度，还有表层分化。我不知道我的假说是否正确，但有必要对此进行研究，在提出具体病例的同时，需要建立病理医生们之间的共识。这样的病理方面的共识，我认为有必要与临床方面的诊断、治疗相对应，如"与癌能区别开的内镜表现，并且生长缓慢，可以进行随访观察的病变"。如果病理和临床双方能达成共识的话，IN这个概念就是有意义的。

2. IN的临床意义

根本　我赞成河内先生的意见。在这里和各位确认一下，在临床方面，有不能称之为癌的IN这个概念还是比较方便的吧？

小山　是的。但是我想，实际上它是不是真的存在。

竹内　作为概念方面的IN，由于在内镜中与癌明显不同，所以我认为可以承认其存在。但是，我认为在病理方面达成共识的基础上，如果能再次进行内镜方面的回顾就更好了。刚刚河内老师也提到，在病理学方面如果确认了IN这个概念的话，那么我认为接下来就要探讨应该如何去进行治疗。

高桥　我也认为有IN这一概念会比较容易理解。SCC和IN的内镜表现存在明显不同，所以将IN归类为比SCC稍微轻一些的变化；SCC明显是癌，需要进行治疗，IN是可以随访观察的，我认为这样的判断就可以。另外，我认为碘染色后斑驳不染的病变基本上是IN。如果没有IN这一分类的话，那样的病变全部判断为癌，必须都要治疗。像IN这样的异型度较弱的，我认为其异型不会很快进展，所以有IN这一分类比较好。

小山　IN真的生长缓慢吗，即使想验证也没有相关数据吧！虽然还不知道是不是生长缓慢，但是确实存在这样的病变，从内镜来看有明显的区域性，但是其异型性不足以诊断为SCC。而且，通过今天的讨论，我逐渐意识到，这样的病变，是否相当于各位病理医生所说的IN呢？本次座谈会病理的诊断一致率并不算高，但几年后如果再进行一次像今天这样的讨论的话，我想临床和病理应该可以达成共识。一定要制定一个能让下一代得到共识的计划和安排。

真能　如果IN是肿瘤性病变的话，既然IN的自然史还没有得到确认，我想将来也有可能被分类为低异型程度的癌。从随访过程来看可能是生长缓慢的，但是如果是低异型度的癌的话，则全部都必须进行治疗。因此，必须对目前所有的医生不能诊断为癌的病变进行区分。这就是相关定义的困难之处，关于"将何种程度的异型作为癌"，我认为有必要进一步深入讨论。

小山　从预后来看，那就要进行随访观察。但问题是，通过活检，病理医生能诊断多少。从结果而言，我认为只能以内镜表现为基础来进行跟踪观察。

新井　我想确实是这样的。

小山　另外，虽然在表层看不到肿瘤的情况很少，但如果只在基底侧部分有肿瘤成分，我认为它会浸润到黏膜下。关于这样的病变，目前内镜检查是无法判断的，因此这也是今后的课题。

结语

新井　通过本座谈会，我了解了大家的基本想法，在进行判断时的关注点在哪里。今天，我们研究的病例不仅在教科书上没有记载，在杂志上也有很多没有记载，所以该如何定义，以今天的成员为中心，我们进行了相关研究，希望今后能以某种形式发表出来。关于IN，我觉得内镜医生和病理医生过去没有什么机会进行讨论，所以希望大家今后可以多多展示各种各样的所见，来总结IN或者癌的诊断标准。今天非常感谢各位！

（2021年10月25日　网络会议系统收录）

参考文献

[1]Hamilton SR, Aaltonen LA（eds）. WHO Classification of Tumours, Pathology and Genetics of Tumours of the Digestive System. IARC press, Lyon, 2000.

[2]日本食管学会（編）. 臨床・病理食管癌取扱い規約，第11版. 金原出版，2015.

[3]日本食管学会（編）. 臨床・病理食管癌取扱い規約，第10版. 金原出版，2007.

[4]The WHO Classification of Tumours Editorial Board（eds）. WHO Classification of Tumours, Digestive System Tumours, 5th ed. IARC press, Lyon, 2019.

[5]Kobayashi M, Kawachi H, Takizawa T, et al. p53 Mutation analysis of low-grade dysplasia and high-grade dysplasia/carcinoma in situ of the esophagus using laser capture microdissection. Oncology　71；237–245, 2006.

[6]Arai T, Matsuda Y, Nishimura M, et al. Histopathological

diagnoses of squamous intraepithelial neoplasia, carcinoma in situ and early invasive cancer of the oesophagus: the Japanese viewpoint. Diagn Histopathol 21: 303–311, 2015.

[7]大橋健一, 河内洋（編）. 食管癌, 第2版. 文光堂 p 6, 2021.

[8]Dixon MF. Gastrointestinal epithelial neoplasia: Vienna revisited. Gut 51: 130–131, 2002.

[9]Oyama T, Inoue H, Arima M, et al. Prediction of the invasion depth of superficial squamous cell carcinoma based on micro-vessel morphology: magnifying endoscopic classification of the Japan Esophageal Society. Esophagus 14: 105–112, 2017.

[10]星原芳雄. 内視鏡検査はどのような時に行いますか? 内視鏡分類は何を用いたらよいですか? 草野元康（編）. GERD＋NERD診療Q&A. 日本医事新報社, pp 78–82, 2011.

编辑后记

小山 恒男

我与新井 富生、竹内 学一起担任了本书的策划。说实话，我是不想担任的。为什么这么说呢？因为根据病理医师的不同，食管上皮内肿瘤（intraepithelial neoplasia，IN）的诊断标准也不同，临床医生们多年来一直在为诊断和治疗方针的制定而苦思焦虑。但是，光抱怨是无法进步的。这次我们决定勇敢地面对IN。

首先，在序中，我们请田久保老师介绍了上皮内肿瘤的历史。在这篇序中，异型增生（dysplasia）、不典型上皮（atypical epithelium）、异型上皮、上皮内肿瘤、原位癌（carcinomain situ，CIS）等名词纷涌而出，让我们切身感受到围绕IN这一问题的漫长历史。另外，WHO分类中显示的食管鳞状上皮内肿瘤／异型增生（oesophageal squamous intraepithelial neoplasia/dysplasia），不论低级别还是高级别，按日本标准均记载为CIS，这已经让我感到有些头昏脑涨了。

关于病理方面的主题，我们委托了根本、藤岛二位老师。他们都以各自医院的病例为基础，展示了他们自己的IN。虽然二者的解释有微妙的不同，但关于病理医生之间意见的统一（inter pathologist agreement）我们还是放在后面的座谈会上来谈吧。

我们委托藤井对WHO分类进行了解说。令人感兴趣的是，我们可以从中看到作为WHO分类的编辑委员之一，作者为建立全球标准所做的努力。第4版中的上皮内肿瘤（intraepithelial neoplasia）在第5版中被去掉，"异型增生（dysplasia）"这一用语又复活了，文章叙述了亚分类为低级别和高级别的详细经过。另外，文中指出，在日本和其他亚洲国家，"高级别鳞状上皮异型增生（high-grade squamous dysplasia）包含了原位癌（carcinoma in situ）"。但另一方面，在序中提到，低级别在日本也被记载为CIS，两者有微妙的不同。

竹内和高桥两位老师从临床方面对IN进行了深入的分析，他们根据各自医院的病理诊断，对内镜图像进行了回顾性研究。病例数几乎相同，约20例，两家医院的共同特征为JES分类A型血管，碘染呈淡染。另一方面，竹内老师指出IN中68%（13/19）NBI观察呈茶色区域（brownish area），与此相反，高桥老师发现WLI/NBI中呈分类2的为4%（1/24），二者存在一些分歧。这可能是由于两家医院的研究对象的病变异型度有差异而产生的偏差，这也是我们今后的研究课题。另外，高桥老师指出IN的特征为碘染淡染，粉红征（pink color sign，PCS）阴性，但即使在PCS阳性中也存在IN，这些病变在超放大内镜（endocytoscopy system，ECS）诊断体系中呈熊谷分类2型，表明ECS对IN的诊断是有用的。另一方面，竹内也提到了ECS的有用性，我认为，内镜医生应该熟练使用ECS这一新武器，不断逼近IN的真相。

本书的重点策划是"座谈会"。新井老师斟酌了长冈红十字医院、佐久医疗中心收集的超过40例的IN候选病例，从中选择了研究病例，然后让代表日本水平的病理医师对这些病例进行了病理组织学诊断。座谈会开始时，其一致率并不高，经过反复讨论，意见逐渐集中。在座谈会的最后阶段，取得了一定程度的共识。我清楚地记得他一边担任主持人，一边感激大家达成共识的情况。这个成果作为新井老师的"病例研究"被总结出来，请大家一定仔细阅读。

为了确立"IN 的病理组织学图像和临床图像"，无论是病理学上还是内镜上，还遗留了很多课题。但是，本书朝着 IN 概念的确立迈出了一大步，我认为这是正确的。这是一个非常困难的主题，请允许我向奋斗到截止日期最后一刻的执笔者们，以及热情的、不断激励我们的编辑们表示感谢。同时我希望几年后有新的研究成果可以出版。以上为编辑后记。